# 从偏瘫卧床到完全康复的心得

孙慧贞　编著
李志安　审定

河南科学技术出版社
·郑州·

图书在版编目(CIP)数据

从偏瘫卧床到完全康复的心得/孙慧贞编著．—郑州：河南科学技术出版社，2012.1
ISBN 978-7-5349-5361-3

Ⅰ．①从…　Ⅱ．①孙…　Ⅲ．①偏瘫-康复　Ⅳ．①R742.309

中国版本图书馆CIP数据核字(2011)第218432号

出版发行：河南科学技术出版社
地址：郑州市经五路66号　邮编：450002
电话：(0371) 65737028　65788613
网址：www.hnstp.cn
策划编辑：马艳茹
责任编辑：邓　为
责任校对：王晓红
封面设计：张　伟
版式设计：栾亚平
责任印制：朱　飞
印　刷：郑州美联印刷有限公司
经　销：全国新华书店
幅面尺寸：170 mm×240 mm　印张：11　彩插：2　字数：150千字
版　次：2012年1月第1版　2012年1月第1次印刷
定　价：29.80元

# 编写说明

11年前我患脑栓塞，引起偏瘫又失语，在我老伴儿和女儿、女婿的关爱和支持下，在朋友们的帮助下，我得以康复。老朋友、老同学聚会时，大家总爱问我："您是得过大病的人，现在身体恢复得这么好。腰不弯，背不驼，面部光滑，没有老年斑。您还说您没有进过美容店，您到底有什么秘诀？"

我的秘诀和方法就是通过运动疏通中枢神经，增强了身体的自我调节能力，激活自身抵御疾病的本能；用科学健身法进行锻炼，有病治病，无病健身。

10多年来，我潜心研究用运动防治疾病的原理和方法，把我研究的成果和亲身经历记录下来，原本是想传给我的女儿。应国内外众多朋友的要求，经过整理，献给大家，愿大家健康长寿，颐养天年。

孙慧贞

2011年3月于郑州

# 序

中国有句俗话叫“十年磨一剑”。2000年元月初孙慧贞老师患脑栓塞引起偏瘫和失语，自此以后，她开始潜心研究用运动防治疾病的方法。她花费了11年的工夫，创造出了惊人的奇迹。这个奇迹不仅仅是她由一个偏瘫卧床，即将坐轮椅的人，奇迹般地站了起来，更重要的是她在康复的过程中，根据人体结构和经络走向，发现了几十种常见病和一些疑难杂症的防治方法，用简单的方法遏制住了一些久治不愈的疾病，这是其一。其二，是她根据人体结构学、运动生理学、经络穴位的功能和意念的作用等，结合自己的亲身实践和体会，创编出一套行之有效的运动健身法，能起到有病治病、无病健身的神奇作用。11年来，先后帮助近百人不同程度地摆脱了疾病的痛苦，深受国内外众多朋友的喜爱。其三，她患高血压病两年多，为了防止产生对药物的依赖性，坚持不吃药，用物理治疗的方法进行调理。在这两年多里，她翻阅了大量资料，经过分析和整理，最后，总结出来一套“高血压综合治疗法”，不仅治好了自己的高血压，还帮助几位朋友终止了常年服用降血压药的历史，这就为防治高血压这个世界性难题，打开了一条新思路。

疾病是不速之客，往往不期而至，在病魔面前，关键是对疾病采取何种态度。在现实生活里，有些人面对疾病不是顽强地与疾病作斗争，积极配合医生治疗，而是害怕疾病，整天陷入惶惶不安的恐惧之中，致使病情越来越重。所以有些人不是病死的，而是被疾病“吓死”的。孙老师之所以能有今天，完全是靠她的坚强意志和顽强精神与疾病作斗争的结果。她与疾病作斗争的经历非常感人，也很值得大家借鉴。下面我将向大家介绍孙老师与疾病作斗争的部分片段。

孙老师是个工作很认真的人，几十年的讲坛生涯曾经使她身患多种疾病，如颈椎病、大脑和眼底动脉硬化（曾经一度视力急剧下降）、心动过缓（不时有间歇现象出现）、乳腺增生（医生曾建议摘除左乳房）、妇科病、四肢发凉，每到春秋两季都咳嗽不止，所以每年不到国庆节就得穿上皮坎肩儿。另外，她下肢患有严重的静脉曲张，以及腿痛、腿抽筋、右腿膝部骨质增生等疾病，常年离不开药。

2000 年元月初她又患脑栓塞，右侧身体偏瘫，还失语。住院一个多月，花费两万多元控制住了病情。出院后，仍然是嘴歪脸肿，说话吐字不清，右腿抬不起来，右手连 1、2、3、4、5 都不会写，吃饭也拿不住勺子，生活不能自理。虽然每天由按摩师帮她按摩，右腿的情况还是越来越糟糕：神经受损害，右腿麻木，失去知觉，不知道疼痛；右肩向下耷拉，右臂抬不起来，血压也不断升高。她曾经是一个办事利落、很注意职业形象的人，却突然站不起来，口不能说，手不能写，对于一个职业教师来说，那是何等痛苦呀！她的姐夫是内科主任医师，看过她的病情之后，悄悄对她的家人说："看来得给她准备个轮椅，完全康复的可能几乎没有。"

那时，她不知道她的人生意义何在，曾经一度出现过轻生的念头。她问她的老伴儿："如果我站不起来怎么办?"老伴儿说："不会的，你一定能站起来。如果真到那一天，我什么都不干，整天推着你，照顾着你。"

她的眼睛湿润了。从此，她下定决心要站起来。

后来在朋友们的帮助下，家人把她送到一个康复中心，在那里住了 12 天。初到康复中心时，生活还是不能自理。那里的厕所是蹲便池，上厕所都是朋友站在身后抱住她的腰。康复中心办的康复班，每期两周。这一次有 140 多名患者，过的是军事化生活。每天早上 5:30 起床，5:40 ~6:40 由老师领着锻炼，7：00 吃早饭，8:30 ~11:30 接着锻炼。下午 3:00 ~5:30 锻炼，晚饭后，7:00 ~8:30 有集体活动，9:00

就寝。在早饭后和晚饭后的一点空闲时间里，还有几个会气功的朋友把她叫到一间小屋里，帮她治病，调理气血。大强度的锻炼使她的腿很快恢复了知觉，腿的疼痛感也一天比一天加剧。到学习结束时，右腿膝部肿得发亮，每走一步都很艰难。老师叮嘱她，回到家里，一定要坚持锻炼，再痛也要坚持，千万不能停止锻炼，否则会前功尽弃。

回家后，仍然是走路右脚拖地，说话吐字不清。她牢记老师的叮嘱，每天咬着牙，含着泪坚持锻炼。随着锻炼强度的加大，右腿的疼痛感也在加剧，腿肿得穿不上正常裤子，只好穿着特制的裤子。每天晚上搬着腿上床，搬着腿下床，躺在床上翻身都很困难。每天早上5:30起床，把自己关在书房里，听着音乐锻炼半个小时，不停地做伸气运动，快速、大强度地耸肩5 000多次，然后再扶着窗台做踢腿、探腰等运动。剧烈的疼痛和劳累折磨着她，要站起来的强烈愿望使她咬紧牙关坚持着。她的老伴儿站在她的旁边给她擦着汗，问："这样锻炼行不行?""不知道。"

在被病痛折磨的日子里，除了锻炼，读书可以使她忘掉疼痛。她经常翻阅着有关资料，心里总是想："单纯靠吃药想站起来是没有希望了。如果停下来不锻炼，不仅前功尽弃，将来只有坐轮椅的份儿。运动是我站起来的唯一希望，我必须坚强，再苦再累我也要坚持到最后，做最后一搏。"

有一天清晨，她又忍着剧痛，含着眼泪开始了锻炼。十几分钟之后，突然她的脚后跟有了疼痛感，而腿的疼痛感减轻了许多，这使她看到了希望。于是她又加大了锻炼的强度，早上不间断地、快速做伸气运动5 000多次。晚上再做5 000多次，然后再做静功。上午和下午还要做一些其他项目的锻炼。一周之后，她的脚趾也开始有痛感了。脚后跟和脚趾的疼痛是刺痛，是抽筋式的、撕心裂肺的疼痛。她咬着牙坚持着。又过了将近一个月的时间，腿不痛了，肿也慢慢消了。走起路来，右腿虽然还有点僵硬，但不拖地了，说话也比以前清楚了许多。后来她姐夫见到她时，说："我这一辈子没有佩服过人，这次我算真佩服你了。"

这时的她，性格完全变了，变得开朗了。在她看来，人生不过如此：今后在她的生活里不会有比治好这场病再难的事情了。她开始每天清晨步行十几分钟，到附近一个广场上去锻炼。在路上，在广场上，当她看到一个个男男女女瘸着腿从她面前经过时，她总爱上前询问对方的病情，给对方介绍偏瘫康复的锻炼方法。一位 45 岁的女士每天清晨拉着左腿，端着左手在她身边艰难地前走走、后退退，痛苦不堪。这位女士姓闫，两年前患脑栓塞，引起偏瘫，左腿抬不起来，走路时脚拖着地。左手臂伸不开，都是端在腰间，将近 3 年了。左手已经成鸡爪形，手指弯曲着，掰都掰不开，也没有疼痛感。

“没有疼痛感不是好现象，得这种病最怕不痛。我一年前得的也是这种病。”

闫女士用疑问的眼光上下打量着她，孙老师深深地点了点头，说：“只要你不怕苦，不怕痛，就有治好的希望，我可以帮你。”

从此以后，每天清晨锻炼时，她身边就多了一个伙伴，闫女士就是她收的第一个“徒弟”。

闫女士的锻炼也很刻苦，累了拿起毛巾擦把汗，接着再做锻炼。看着她一天天好起来，孙老师无比高兴。两年后，这位闫女士又走上了工作岗位。这让孙老师看到了她晚年的价值和生活的意义。此后，她先后谢绝了几所高校和两家公司的高薪聘请，更加认真地研究用运动防治疾病的方法。她先后研读了《人体结构学》、《运动生理学》、《点穴治百病》、《中国民间疗法》等书籍，又研究了经络穴位的功能、意念的概念和应用等。根据人体结构和经络的走向，创编出“防治疾病的健身法”，十几年来，帮助近百名患者不同程度地摆脱了疾病的痛苦，治好了许多疾病，深受国内外众多朋友的好评。原来孙老师自己曾经患的那些疾病也都离她而去。

有 6 位脑栓塞引起偏瘫的患者慕名而来，在孙老师的帮助下，病情都有不同程度的好转，有两位已经完全康复。这样，慕名找孙老师治病的人越来越多，2008 年 3 月，由于过度的劳累，孙老师的血压又开始升高，而且居高不下，持续 2 年多，最高时收缩压高达 175 毫米汞柱，医生建议她吃降压药。开始她吃“0号降压药”，每天1片。3天后，她把药停了，用物理疗法进行调理，因为她怕产生对药物的依赖性。经过2年多的努力，她翻阅了大量资料，研究整理出来一套“高血压病综合治疗法”，终于使自己的血压降了下来。后来她用这个方法帮亲朋好友治疗高血压，也取得了很好的效果。

她的血压降下来后不久，又发现自己的右侧头顶痛，是串着痛。用治疗神经性头痛的办法不管用；又服用了几种药也不管用，而且疼痛得越来越厉害。全家人都劝她上医院，她说：“是串着痛，没有重大病变，你们不要担心，这是血管性头痛。”

她忍着头痛，翻阅资料，沿着疼痛区寻找经络和血脉的走向，终于找到了治疗的有效部位和方法。她用按摩的办法，沿着“脑膜中动脉”向头痛的部位进行按摩推拿治疗。治疗第4天，头痛的现象消失了。后来她用这种方法帮一位头痛了20多年的女士治疗，也取得了很好的效果。

孙老师就是靠这种坚强的意志和与疾病作斗争的顽强精神，一步步走到了今天。现在站在我们面前的孙老师，身体挺拔，面部红润，脸上没有老年斑，皱纹也很少，完全不像是70多岁的老人，更不像是得过大病的人。更令人惊奇的是，她退休前身高是1.69米，现在身高是1.70米。71岁的人，身体没有萎缩，反倒比以前高出1厘米，这就是她锻炼的结果。运动是她健康的信念，11年来除了下雨、下雪天路滑不能锻炼外，基本上没有间断过晨练。

这本书就是她健身祛病的方法实录，也是她帮助亲朋好友治愈疾病的实录。用运动防治疾病是健康的绿色通道，既经济实惠，又环保，还避免了药物产生的副作用，真乃患者的福音，值得推广运用，使更多的患者受益。

李志安

医学博士，主任医师，英国中医协会会员

2011年3月

# 前　言

运动是打开健康之门的金钥匙，是防治疾病的妙药。

人的身体是由许多很精密的零部件组成的机体。除了脏腑组织等，正常人全身由206块骨骼组成，分布在各个部位数量的多少取决于该部位的功能需要。在后天常常由于人的不当作为，会给人体自身带来一些疾病。如颈椎就是由7块脊椎骨组成的，这就为颈椎的灵活性奠定了基础。当你长时间不活动，一个姿势坐的时间过久，就会形成颈椎痛，严重者会引起颈椎变形。当骨骼与骨骼之间的稳定性受到破坏，骺软骨为了稳定颈椎，骨化后，就会造成颈椎骨质增生。由此可见，人们只有经常做一些适当的运动，才能防治许多疾病。在此，我愿和大家一起探讨用运动防治疾病的方法。

生命在于运动。根据运动生理学的原理，运动可以强筋壮骨，使骨骼肌强壮、肌细胞增大，即肌原纤维变粗变长、骨骼肌中的结缔组织和毛细血管增多；运动可以稳固关节，防治骨质增生；运动可以疏通中枢神经，增强身体自我的调节能力；运动可以增强心肌功能，加速血液循环，促使全身气血运行通畅。经常做一些科学和谐的保健运动，可以延缓全身器官的老化，激发人体自身抵御疾病的本能。

运动就是我的健康信念。我每天坚持晨练1～2小时，只不过我的锻炼方法是自编独创的，有点与众不同。我的锻炼方法是我在和疾病作斗争的过程中，根据人体结构、运动生理学、经络穴位的功效和意念的应用，又借鉴各家功夫之长，研究和摸索出来的。它是气功和拳脚功夫之精华的混合载体。十几年来，经过数百人的实践和完善，帮助近百名患者解除了病痛，颇受广大朋友的欢迎。这些方法可以培养、激活自身抵御疾病的本能，有病治病，无病健身。在本书里，我将向大家一一介绍这套健身法的做法和功效。

人人都想健康，不想生病，但是，人食五谷杂粮，几乎没有一生都不生病的人。人生病并不可怕，可怕的是在疾病面前失去精神上的防线。有的人虽然病不大，但是由于精神上的畏惧感，形成自我摧残。再加上求医不对路，病情会越来越重，小病酿成了大病。在现实生活中，有许多人不是病死的，而是被疾病“吓死”的。在一般情况下，有的人病得比较重，但是由于精神状态比较好，能正确对待疾病，积极配合治疗，勤于锻炼，再加上自身抵御疾病的内力作用，善于进行自我调节，病也就慢慢好了。在生命的长河里，疾病是不速之客，一旦它要来，谁都无法拒绝。我们所能做的就是如何增强自身的免疫力和自身对身体不适的调节能力，使大病化小，小病化了。有的人身体比较弱，经常生病，就是因为他没有把这种本能激发出来，缺乏对疾病的抵抗力，让病魔占了上风，平时得病的概率也很高。

怎样使您虚弱的身体变强壮？

如何足不出户就能治疗颈椎病？

如何用物理方法治疗高血压？

如何治疗下肢静脉曲张和脑血栓引起的偏瘫？

…… ……

在本书第四章里，将向您介绍 32 种行之有效的防治疾病的方法。用科学的理念防治疾病，不同的疾病有不同的锻炼方法。每种疾病分病因、治疗理念、防治方法、功效等几方面来介绍。有些病很顽固，属于疑难杂症，需要多种方法配合治疗。这些方法是我本人和我帮亲朋好友治愈疾病的实录，欢迎朋友们酌情使用。

以前我曾百病缠身，整年与药为伍。2000 年元月，我又得了脑栓塞，右半身偏瘫且伴失语。住院一个多月，虽控制住了病情的发展，但出院后，仍然嘴歪脸肿、吐字不清、行动不便，右手连 1、2、3、

4、5 都不会写。同时还有颈椎病、大脑供血不足、心跳间歇、下肢严重静脉曲张、腿痛、腿抽筋、膝部骨质增生等，我一度对康复都失去了信心。在朋友们的帮助下，我学会了一些锻炼方法，又重新找回了自我。根据当时的情况我心里清楚，单纯靠药物我是没法康复了，只有坐轮椅的份儿。但是我不甘心就此撂倒，我要站起来。强烈愿望使我开始了艰苦的锻炼。根据自己的病情，我摸索出一些行之有效的锻炼方法。功夫不负有心人，一年后我基本康复。自那以后，我谢绝了几所高校和两家公司对我的高薪聘请，潜心研究经络穴位的功能和意念的应用；研读了《人体结构学》、《运动生理学》、《点穴疗法治百病》、《中国民间疗法》等书，尝试了许多锻炼方法。现在上述疾病都已经离我而去。

本书第五章里讲到的“高血压综合治疗法”，是我在调理自己的高血压过程中，翻阅了大量资料，经过研究分析和推理总结出来的。经过 20 多人的试用，都不同程度地取得了很好的效果，有的经过几次治疗，就停了药，告别了常年服用降压药的历史。此方法对耳鸣、耳聋也有很好的疗效。

气功是祖国的瑰宝，能治很多病，但是深奥难学，许多人望而生畏。我很喜欢气功，以前也跟着朋友们学过一些。由于工作比较忙，未能潜心学习，总是半途而废。怎样把气功和拳脚功夫结合起来，摸索出一套既适用又简单易学的健身法，成了我这十几年来潜心研究的初衷。

防治疾病的健身法是拳脚功夫和气功之精华的混合载体。整套功法是根据人体结构、运动生理学、意念的原理和经络穴位的功能研发出来的，同时也兼容了一些传统功法里的个别优秀功法（如“中华智能功”里的伸气、“六字诀”里的呼气和吸气法等)。“运动＋意念＋行气”是这套健身法的魂。

疏通中枢神经，使全身经络、气血通畅，进而培养、激发自身抵御疾病的本能；增强身体的自我调节能力，达到防病治病，延年益寿的目的，是这套健身法的宗旨。

“防治疾病的健身法”全套共有18项，可以使身体的各个部位都得到运动。每项含若干节，每节都有对一种或几种疾病防治作用的内容。同时，根据每个动作的需要，进行不同方式的呼气和吸气。整套健身法把每个动作的呼气、吸气和身心融为一体，有病治病，无病健身。

在此健身法中没有很激烈的动作，也不需要很大的场地（有1平方米的地方就够了），动作外松内紧，简单易学，老少皆宜，特别适合中老年人。当然啦，要想真正学好，收到应有的效果，还需要静下心来，学好每个动作，把身心融为一体。

10多年来，此健身法经过数百人的实践，做了一些必要的修改和补充，使其逐步得到了完善。同时也帮助许多病友解除了病痛，得到了众多朋友的认可。应国内外众多朋友的要求，现在我把它奉献给大家，愿大家健康长寿，颐养天年。

在此我要特别感谢王萍教授、气功大师冀友琴、盛国栋先生、张艳英大夫、李九娥大夫及老同学张素云，她们都给了我很多帮助。特别是冀大师和盛先生，冀大师特地从外地赶来，光临寒舍，当面教诲，为本书的编写提出了许多宝贵建议，并且两次亲临锻炼现场，逐项进行指导，使在场的人受益匪浅。盛先生不仅参与了本书的编写工作，为亲朋好友治病也是手法得当，并有创新，受到患者的好评。

此拙著只是健身文化长河中的一条小溪，愿汇百川成河，造福人类，造福社会。敬请读者不吝示教。

孙慧贞

2011年3月于郑州

# 目　录

# 第一章　防治疾病的健身法

防治疾病的健身法是根据人体结构、运动生理学、经络穴位的功能和意念的运用，加上我本人的亲身经历和实践，取各家之长研发出来的、行之有效的健身法。其中也兼容了一些传统功法里的个别优秀功法，如“中华智能功”里的伸气、“六字诀”里的呼气和吸气法等。这是一套气功和拳脚功夫之精华的混合载体。10 多年来，经过数百人的实践，得到了进一步的完善，也帮助众多病友不同程度地解除了病痛。

“运动 + 行气 + 意念”是本健身法的魂。疏通中枢神经，增强身体的自我调节能力，使全身经络气血通畅，进而培养、激活自身抵御疾病的本能，有病治病，无病健身，是本健身法的宗旨。此健身法的每一项均具有针对一种或几种疾病的防治功能。在治疗疾病、强身健体的同时，还能瘦身健美。本健身法可以使年轻人远离疾病，老年人延缓衰老，适合各类人群锻炼使用。

本健身法的特征是动作简单易学，大气舒展，张弛相当，外松内紧，刚柔并用。其中没有很激烈的动作，特别适合中老年人。该健身法能运动到身体的各个部位，用运动防治疾病，把每个动作与不同方式的呼气和吸气相结合，使身心一体化。这对于过于疲劳和患有心脑血管病的人群，效果极佳。即使是健康人，做完全套功法，也会感到四肢舒展，神清气爽，浑身轻松，精神倍增。

本健身法的每个动作都用不同方式的呼气和吸气，所以清晨起来，在空气清新的环境中做，效果会更好。如果您能坚持天天做，不仅能帮您医治一些疑难杂症，如颈椎病、肩周炎、乳腺增生、坐骨神经痛、腿痛、神经性头痛、脚垫、下肢静脉曲张，以及脑栓塞病引起的后遗症偏瘫、行动不便等，还可以帮您健美健体、延缓衰老，使您身体挺拔，步履轻盈。

本功法每项主要由4个部分组成：具体做法、功效、防治和注意事项，同时还配有主要动作的示意图。凡是要做这套健身法的运动者，必须熟悉每项中的具体做法和注意事项。

前面我说过，本健身法是气功和一些拳脚功夫之精华的混合载体，所以，做这套健身法时，必须静下心来，专心致志，一心一意，排除杂念。要尽量把每个动作做到位，将身心融为一体，才能收到应有的效果。

应众多朋友的要求，现在我把它公布于众，愿天下人都能远离疾病，健康长寿。

## 一、头部保健

**【预备姿势】**直立，双脚分开与肩同宽，双臂自然下垂。

**【做法】**

(1) 双手十指叩头：双手十指弓起，用指端叩击头部（图1-1）。从耳朵上方起连叩6次，然后有规律地由小圈到大圈旋转叩击头部，直到把头部敲遍。再由大圈到小圈，双手回到开始时的地方，这是1遍。共叩击3遍。叩击的手法由轻到重。

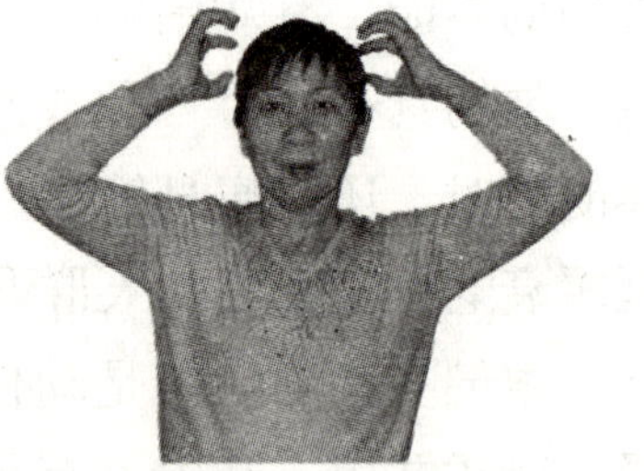

图1-1

(2) 干梳头，压百会，揉风池：

1) 十指仍保持弯曲，用十指指甲背干梳头。从额头发根梳起，经过神庭→上星→囟会→前顶→百会等穴位，一直梳到脑户穴（图1-2），连梳3遍。

2) 从太阳穴开始，经过曲鬓→角孙→率谷→天冲等穴位，一直梳到脑空穴，连梳 3 遍。

3）双手抱住头顶，用中指点压百会穴 10 下。然后用双手的拇指同时揉双侧的风池穴 30 下（图 1－3）。

4）然后再用其余的 8 个指头，食指在前，由上而下推，推压玉枕穴、风府穴、哑门穴（图 1－4），连推 3 遍。

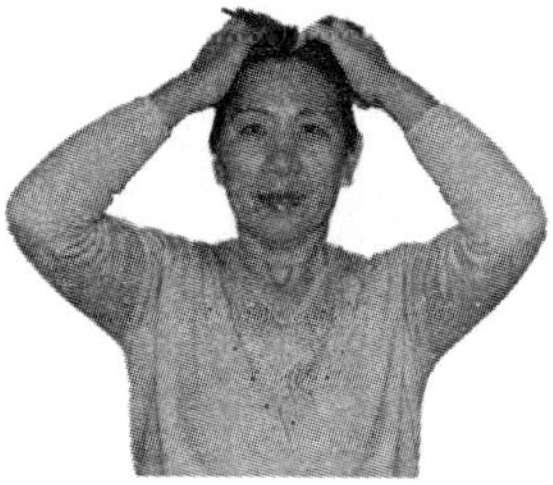

图 1－2

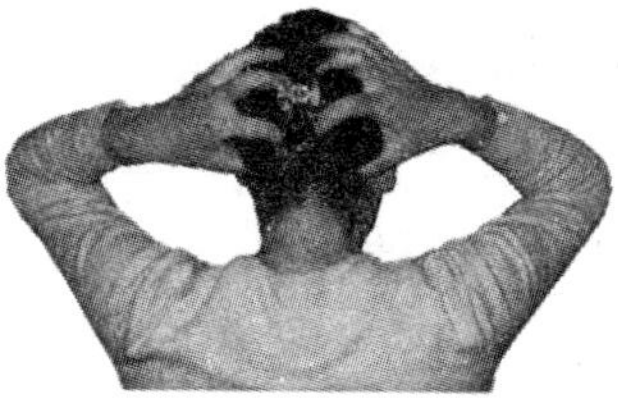

图 1－3

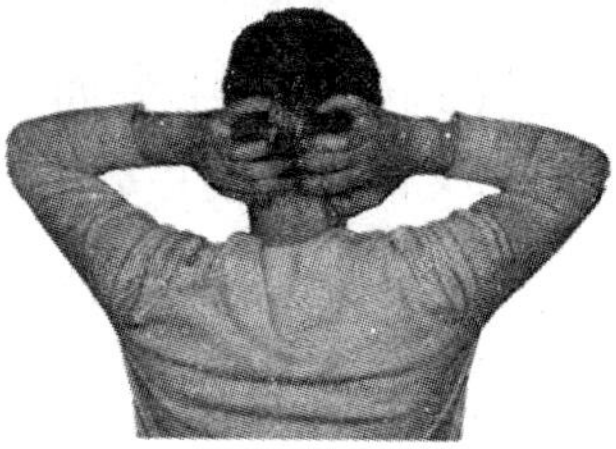

图 1－4

（3）揉天柱：把左手的食指、中指和无名指并拢，揉右边的天柱穴 30 下；再用右手这几个指端揉左边的天柱穴 30 下（图 1－5、图 1－6）。手法由轻到重。

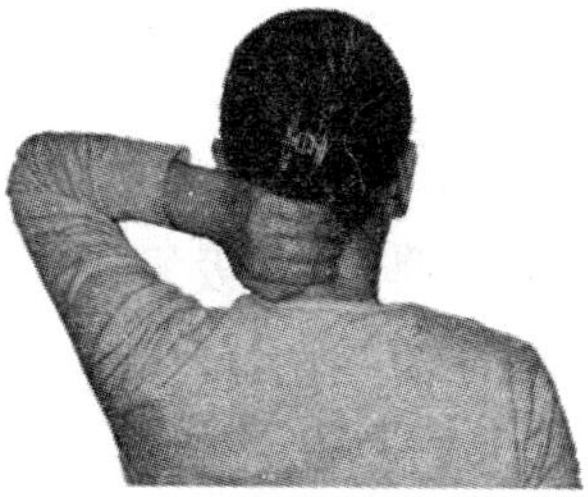

图 1－5

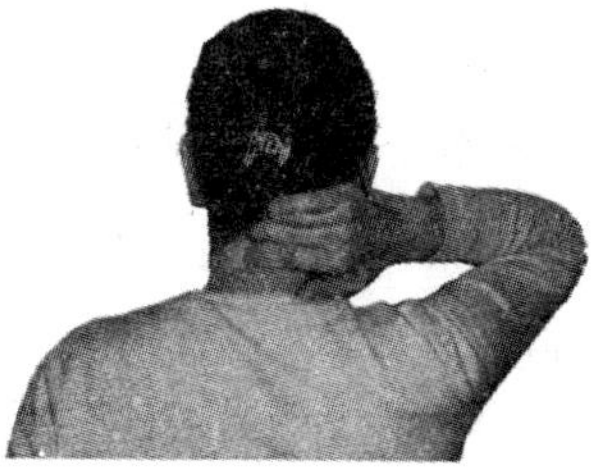

图 1－6

【注意事项】

（1）叩击头部时，最好用腕力，由轻到重，越重越好。平时可以上下甩甩双手，增强腕力。

（2）要有规律地旋转叩击头部，认定一个方向旋转叩击，这样可以调理思维。

【功效】

（1）双手叩击头部、干梳头，可以防治大脑微血管瘀滞，疏通大脑微血管，修复受损微血管，活血化瘀，使头部经络气血通畅。

（2）揉风池和天柱穴，推压玉枕、风府、哑门等穴位，可以健脑、明目，防治大脑动脉硬化，改善大脑供血不足的现象。

（3）干梳头，中指压百会穴可以加速头部血液循环，疏通毛囊，进而可以防治脱发，并能生发，增强记忆。

**【防治】**

（1）大脑微血管不通畅。

（2）神经性头痛、偏头痛。

（3）记忆力减退。

（4）脑动脉硬化、眼底动脉硬化。

（5）脱发。

## 二、引颈翘首

**【预备姿势】**直立，双脚分开比肩稍宽。双手用力叉腰，拇指在后，目视前方站立。

**【做法】**

（1）身体不动，头尽量向左侧歪，同时用嘴呼气（图1－7）。当直起头时，用鼻子吸气，还原。连续做6次。呼气、吸气时，要长呼、长吸，以此控制动作的快慢。歪头时，尽量让耳朵贴近肩膀。

（2）头尽量向右侧歪（图1－8），呼气与吸气方法同（1），连续做6次。

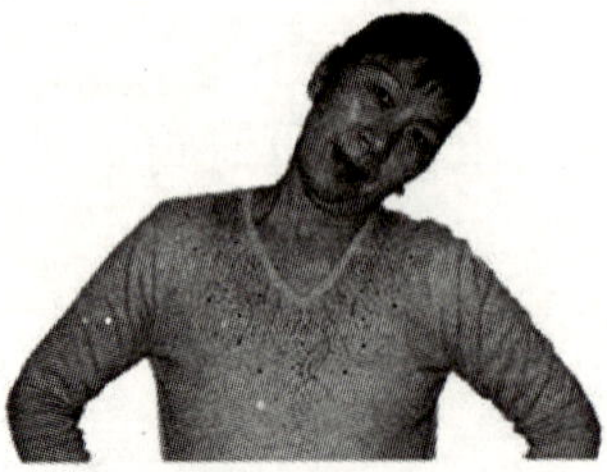

图1－7

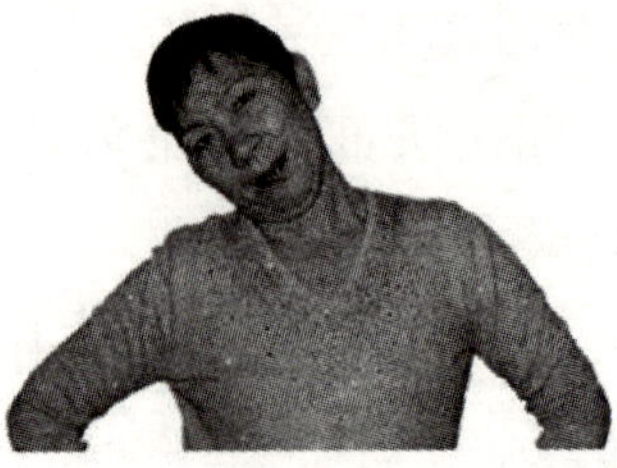

图1－8

（3）头部运动不止。身体不弯，下颏沿着前胸向下探，同时用嘴呼气（图1－9）。然后把下颏挑起向后拉，头尽量向后仰，睁大眼睛望天（图 1－10），同时挺胸，用鼻子吸气。

（4）直起头，下颏再次沿着前胸下探，同时用嘴呼气（实际上是用下颏在胸前画圆）。连续做 6 次。

（5）头部运动不止。低头向右、后、左下方旋转 3 圈（图 1－11）。向上时吸气，向下时呼气。然后再向相反方向旋转 3 圈，换气方法同上。

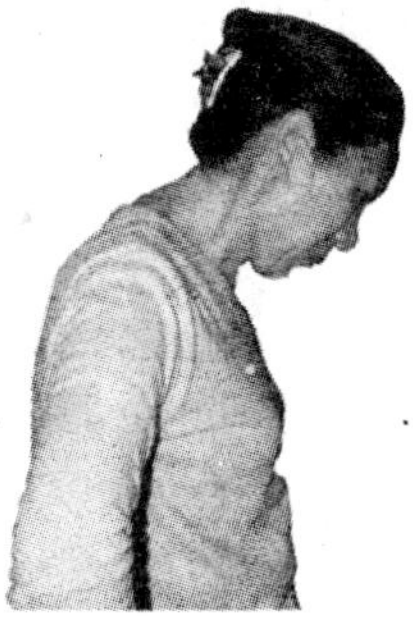

图 1－9

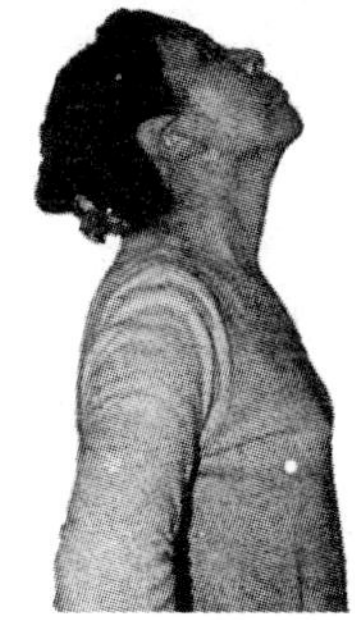

图 1－10

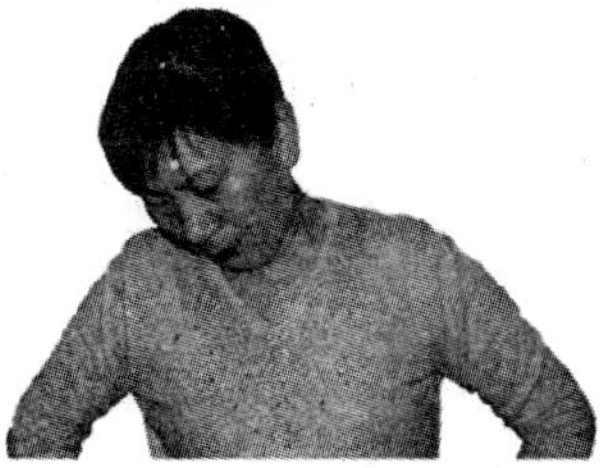

图 1－11

（6）“仙鹤点水”6 次。方法：下颏扬起尽量向前伸（图 1－12），然后腰部微微弯曲，下颏向下（图 1－13），沿着前胸拉回。然后猛地甩头望天，下颏仰起（图 1－14），再接着向前伸，做下一个仙鹤点水，共做 6 次。下颏仰起时吸气，向下时呼气。

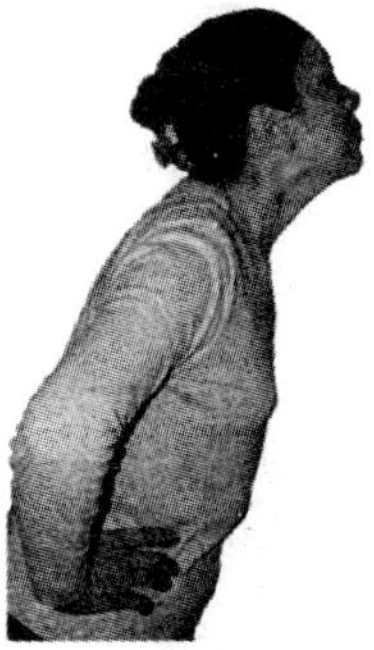

图 1－12

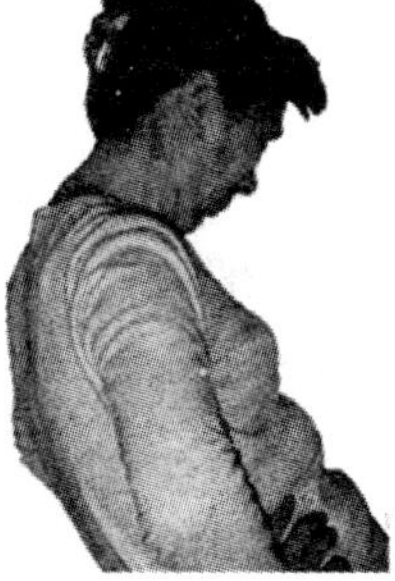

图 1－13

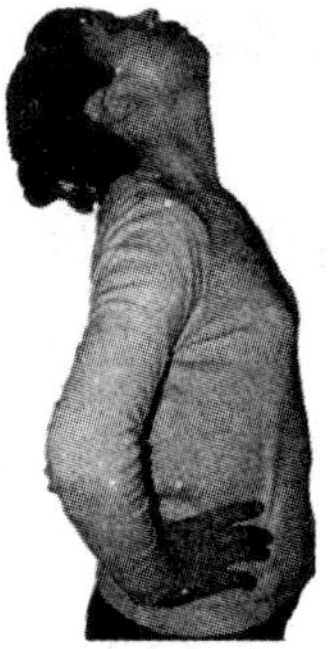

图 1－14

**【注意事项】**

（1）做这项运动时，动作要缓慢一点，防止头晕。

（2）呼气、吸气时，要长呼长吸，配合动作，并控制动作的快慢。

(3) 有头晕病的人，最好不要做 (5) 中的运动。

**【功效】**

(1) 这项运动主要是为了防治颈椎疾患。颈椎椎体较小，椎孔较大，活动灵活。但是，由于过度劳累，或姿势不当，使颈部软组织变形，肌肉僵硬，引发一系列颈部疾患。转动头部和“仙鹤点水”，都是为了运动颈部肌肉和肌腱，舒展颈部经络。同时还可以使颈部的肌原纤维变粗、变长，肌细胞增大，强壮颈椎骨骼肌，进而稳定颈部椎体，这样可以防止颈椎骨质增生。

(2) 头一仰一合，可以运动天柱、廉泉等穴位，防止颈部强直，这不仅对于颈椎病患者有好处，还可以对脑动脉硬化患者起到缓解作用。

(3) 双手拇指在后叉腰，拇指用力叉压腰眼，可以健肾。

**【防治】**

(1) 强直性颈椎病和颈椎骨质增生。

(2) 大脑动脉硬化、记忆力减退。

## 三、伸气运动

**【预备姿势】**直立，双脚并拢，两臂自然下垂。

**【做法】**两臂从身体两侧拉起，与身体呈45度，翘掌，掌根与腰带一般高，或高于腰带，两臂不要弯曲，开始耸肩（图1－15）。同时加意念“通”于颈椎，让意念从颈椎沿着脊椎慢慢向下行，久而久之，就可以疏通经络之气。如果体内哪里不舒服或疼痛，随着意念下行，还可以在心里默默念：“通、通。”连续做耸肩，你会感到手指微微发麻，这是正常现象，也是有效

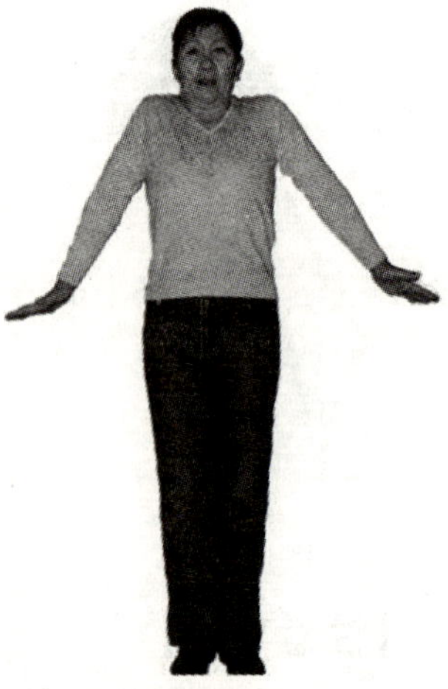

图1－15

的表现。

此项运动看似简单，其实做起来很累。开始时，每日可以先做5分钟，以后逐日递增：10分钟、15分钟、20分钟、25分钟，直到1次能不间断地做25分钟以上，坚持做几个月，就能治疗许多疑难杂症。

**【易犯错误】**胳膊肘弯曲，只见前臂抖动，而双肩不动；双臂像弹棉花一样前后抖动。这样做，就运动不到肩部，达不到应有的效果。

**【功效】**

（1）伸气运动牵动脑、脊髓和五脏，拉动肩髎、巨骨、肩井、肩中俞、肩外俞、大椎等穴位。随着肩部强有力地振动，气血下行，就可以牵动风门、肺俞、心俞、督俞、肝俞、肾俞、大肠俞、关元俞等重要穴位。进而可以疏通经络，激发自身抵御疾病的本能，增强人体的免疫力，增强自身对疾病的抵抗能力。

（2）两臂伸直，翘掌，可以使肺经、心经、心包经、三焦经、大肠经和小肠经得到充分舒展，使气血通畅，有利于增强体质。

（3）耸肩直接拉动斜方肌、三角肌和胸大肌，使上肢的肌细胞增大、骨骼肌强壮，还可使骨骼肌中的结缔组织和毛细血管增多。这样不仅可以增强臂力，还可以防治肩周炎和颈椎病。

（4）在耸肩时，哪个部位痛，就在哪个部位加意念“通、通”。中医讲：“痛则不通，通则不痛。”在全身经络气血通畅的情况下，如果体内有点小不适，就可以通过伸气、运气等方式，进行自我调节。这样就可以降低我们得病的概率。

**【防治】**

（1）心脑血管病。

（2）颈椎病。

（3）体弱多病，四肢发凉。

（4）坚持每日不间断地做20分钟以上，可以治疗脑栓塞后遗症引起的偏瘫。

（5）下肢静脉曲张。

## 四、转肩扩胸

**【预备姿势】**直立，两脚分开与肩同宽，两臂自然下垂，双手手指伸直。

**【做法】**

（1）双手手心向前，提肩，用力扩胸，同时吸气。然后双肩慢慢下沉，双膝微微弯曲，随之呼气（图 1－16）。

（2）双手手心转向后方，双肩尽量向内收，上提，两腿慢慢伸直（图 1－17）；用力转肩扩胸，挺胸收腹，同时吸气（图 1－18）。

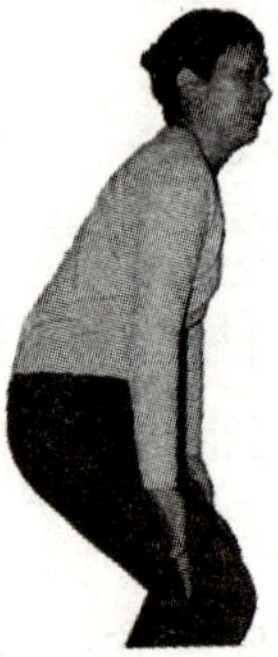

图 1－16

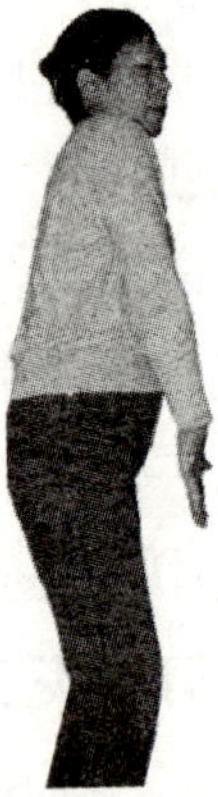

图 1－17

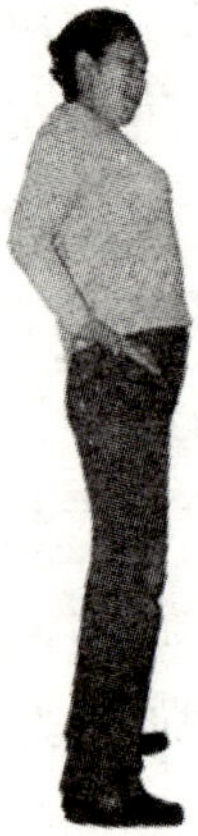

图 1－18

（3）双肩运动不止。双肩下沉，双手手心转向前，两腿慢慢弯曲，同时呼气。随着双肩转动，身体一起一伏。以上动作连做 20 遍。

**【注意事项】**

（1）在做这项运动时，双肩运动不止。呼气、吸气时，要心想双肩，做到身心一体。

（2）在做这项运动的全过程中，两臂和双手手指要始终保持伸直状态。提肩、转手和扩胸时都要用内力。

**【功效】**

（1）转肩、转手可以拉动斜方肌、三角肌、胸大肌、肱二（三）

头肌、前臂肌和前臂后群肌，可以增强臂力。

（2）转肩、扩胸不仅可以拉动胸大肌、三角肌，同时还可以拉动乳房悬韧带，这有利于防治乳腺增生。

（3）转肩、扩胸直接运动到肩髃、臑会、肩髎、臑俞、肩井、肩中俞、肩外俞等肩周穴位，因而可以增加肩关节处滑膜层的面积，使其有利于营养的分泌和吸收，进而可以防治肩周炎。

（4）用力转肩和转手的同时，保持两臂和双手手指伸直，这样做，不仅可以使上肢6条经络更加舒展，同时还可以运动到大陵、内关、神门、列缺、少海、曲泽、尺泽、中府、云门等重要穴位，这可以保持心经、心包经、肺经舒展畅通。经常叩击、揉压以上几个穴位，不仅可以安神静心、养肝健脾胃，还可以防治心脏病和耳鸣、手颤等。

（5）随着双肩上提和下沉，双膝反复弯曲和伸直，可以运动到髌骨和髌骨周围的侧肌群和韧带群。这不仅可以增强膝部的滑膜层，稳定膝关节，防止膝部骨质增生，还可以防止膝关节侧副韧带、交叉韧带和半月板韧带损伤。

**【防治】**

（1）肩周炎。

（2）乳腺增生。

（3）胸闷气短。

（4）上肢肌肉痉挛、手发颤。

（5）心烦意乱。

## 五、蹬腿画圆

**【预备姿势】**直立，两腿分开与肩同宽，双手叉腰，拇指在后。

**【做法】**

（1）右腿用力向前蹬6下，蹬腿时，脚跟用力向前蹬，脚趾上跷。脚尖点地后，再向后用力踢6下（图1－19、图1－20）。

（2）左腿用力向前蹬6下，蹬腿时，脚跟用力向前蹬，脚趾上跷

（图1－21）。脚尖点地后，再向后踢6下。

（3）右腿抬起，膝盖与大腿平行，脚尖对地面，悬空顺时针画3个圆，逆时针画3个圆（图1－22）。

（4）左腿抬起，膝盖与大腿平行，脚尖对着地面，悬空顺时针画3个圆，逆时针画3个圆。以上是第1遍。照此方法，共做3遍。

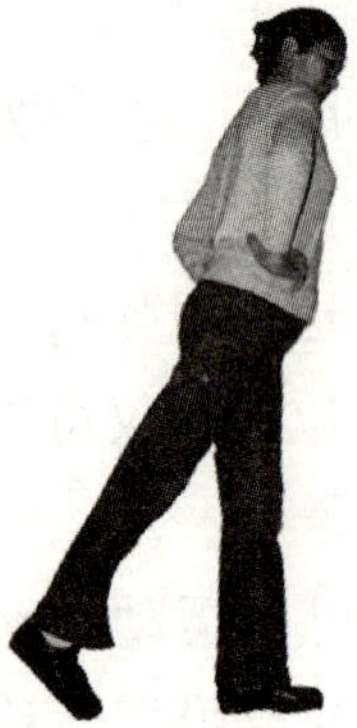
图1－19

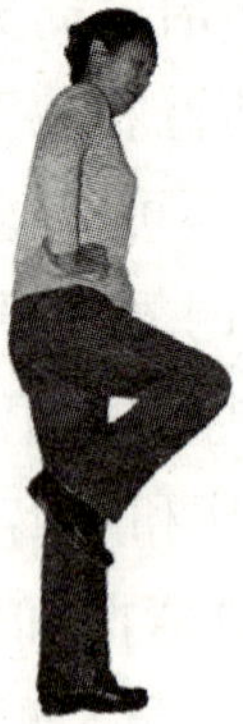
图1－20

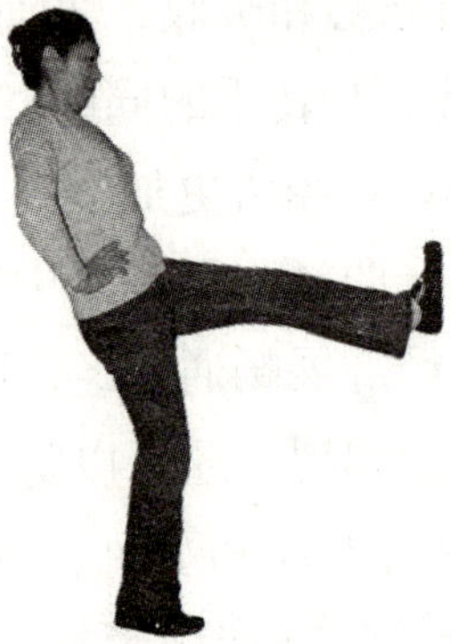
图1－21

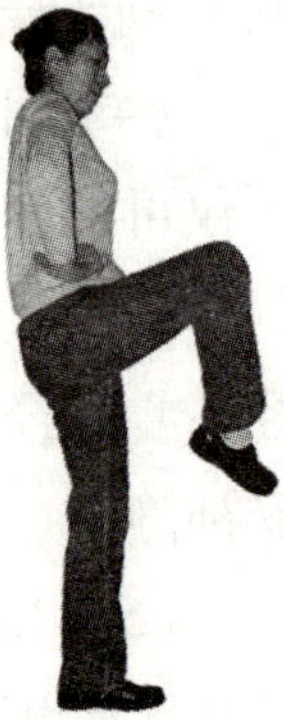
图1－22

**【注意事项】**当蹬腿和脚尖对地画圆时，站在地上的那只脚的脚尖向外开一点，以便站得更稳。

**【功效】**

（1）人老先从腿上老。用蹬腿的办法，可以舒展下肢的经络，拉动坐骨神经，有利于下肢经络气血通畅，防治腿痛。

（2）蹬腿可以拉动股外侧肌、股内侧肌、腓骨前肌等下肢肌腱，可以防治腿痛、腿抽筋，以及缓解老年人身体萎缩，延缓衰老。

（3）运动下肢肌肉，使下肢肌细胞增大，骨骼肌中的结缔组织和毛细血管增多。这样可以增强腿部力量，使人走起路来，步幅更大，更轻盈敏捷。

（4）让脚尖对着地面画圆，主要目的是活动脚踝，直接运动到足背静脉弓（足背静脉弓是血液向上回流的起点）。常活动脚踝，可以促使血液循环，加速血液回流，防止静脉曲张，缓解大脑供血不足。

（5）脚尖对地画圆还可以活动到髌骨，增强髌韧带，稳固膝关节，扩大膝关节处滑膜层的面积，保证膝关节骺软骨养分的供应，可以防治膝关节疼痛和膝部骨质增生，防止髌骨周围的韧带群损伤。

**【防治】**

（1）腿痛、腿抽筋。

（2）膝关节骨质增生。

（3）腿、脚发凉，下肢麻木，步幅艰难。

（4）中老年人身体和肌肉过早萎缩。

（5）坐骨神经痛。

## 六、转手摇臂

**【预备姿势】**直立，两腿分开比肩稍宽，双臂自然下垂。

**【做法】**

（1）双手拉到身体的右侧，掌心向上，左脚拉到右脚处，脚尖点地，同时吸气（图 1－23）。右手抬起，由后到前，在头顶上方旋转 1 圈后，向右下方伸出（图 1－24、图 1－25），双手始终保持掌心向上。同时，左脚回到原位，左臂伸直也回到身体左上方，保持掌心向上。两臂呈斜"一"字形，左手高，右手低，同时呼气。

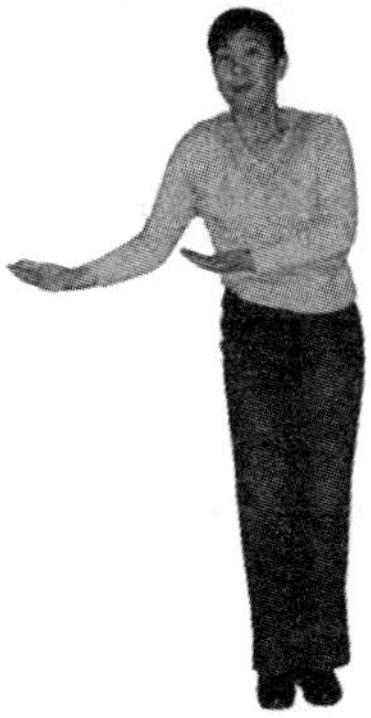

图 1－23

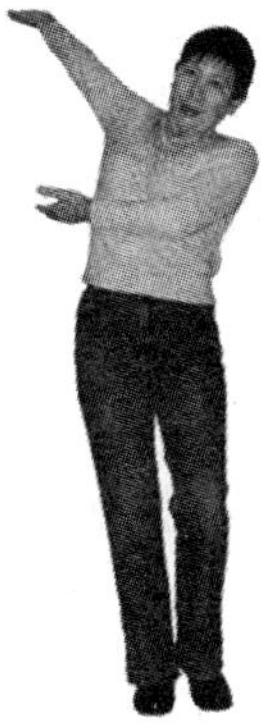

图 1－24

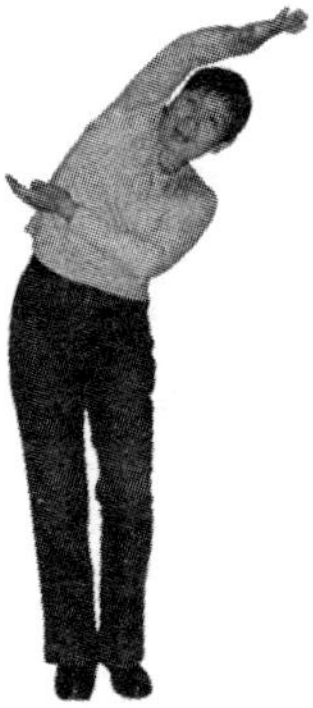

图 1－25

（2）上肢运动不止。当右手从身后经过腋下时，右脚拉到左脚处，脚尖点地（图 1－26、图 1－27）；同时左手从左后方举过头顶，在头顶上方旋转 1 圈，同时吸气。然后两臂分别向左右方拉开，右手抬高一点，左手比右手稍低一点，两臂又呈斜“一”字形（图1－28），同时呼气，两脚分开回到原位。

（3）上肢运动不止。当右手举过头顶，在头顶上方旋转后手下来时，左手从身后经过腋下，左脚向右靠拢，同时吸气。两臂分开到左右两侧，又呈斜“一”字形，同时呼气，双手始终保持掌心向上。

依照上述做法，双脚不停地同时左右移动。双手各在头顶旋转12次，双手始终保持手心向上。

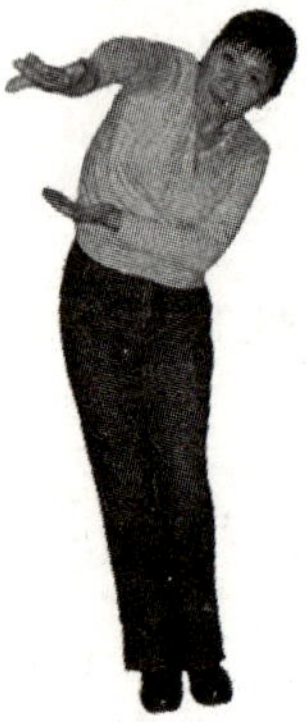

图1－26

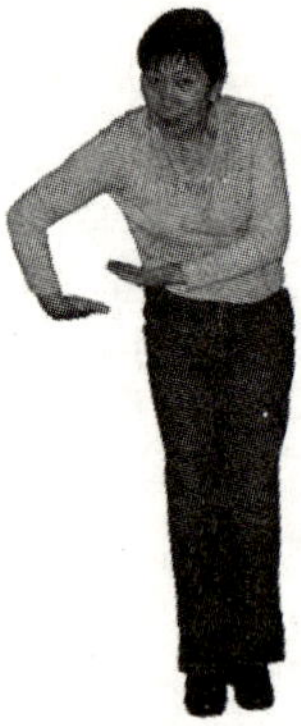

图1－27

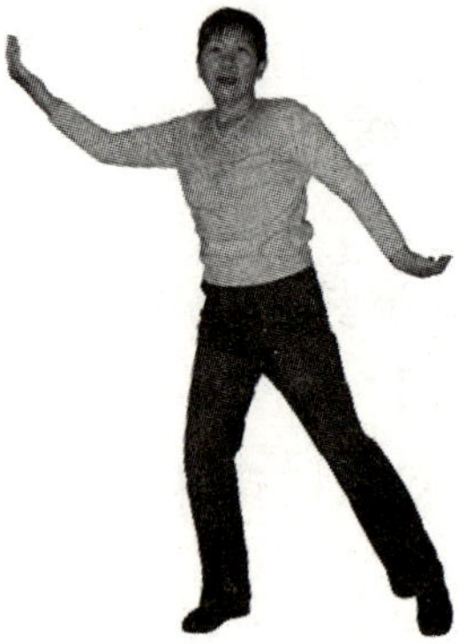

图1－28

【注意事项】

（1）在做这项运动时，始终保持双手手心向上。开始练习时，手里可以端个东西，不让东西掉下来。

（2）当手经过腋下时，随着脚步的移动，腰部也向相反的方向倾斜，不要让手碰住腰部。

【易犯错误】

（1）手不绕过头顶，或不穿过腋下，两手只在面前绕动。

（2）双手不能保持手心向上，或者不能保持平衡，手心里端不住东西。这样就降低了这项运动的难度，也达不到它应有的效果。

【功效】

（1）这是一项全身运动，手脚并用，既能健身，又可以锻炼四肢的协调能力，缓解肋间神经痛，改善体弱多病的体质。

（2）转手摇臂，同时移动脚步，扩胸，舒展四肢，拉动三角肌、胸大肌等，既能锻炼胸部和肩部的肌肉，又能通络活血，增强臂力。对于肩周炎和乳腺增生患者极有益处。

（3）手心向上，平托着绕过头顶，穿过腋下，不仅可以运动到手腕上的经络穴位，还可以拉动小圆肌、大圆肌、前锯肌和肋间内、外肌，可以防治肋间神经痛。

（4）上肢运动不止的动作很大气，也很潇洒，它可以增强心肌，舒展肺气，对于肺部疾病患者也很有好处。

**【防治】**

（1）肩周炎。

（2）胸闷气短。

（3）乳腺增生。

（4）肋间神经痛。

（5）肺气肿。

## 七、拔气托天

**【预备姿势】**直立，双脚并拢，两臂自然下垂，挺胸收腹。

**【做法】**

（1）两臂伸直举起，高过头顶，然后弓腰泛臂，双手下探，接近地面时，双手呈抱球状（图1－29），同时呼气。

（2）双手提到胸前，随之慢慢吸气（图1－30），直起身子。

（3）双手同时转掌，手心向上，两臂猛伸直上举，双手用力托天。挺胸收腹，同时用嘴呼气。

（4）再深吸一口气，同时脚尖点地，身体尽量向上拔高。

（5）双手在头顶上方呈抱球状，然后捧气灌顶（图1－31）。两臂从面前下来，手心向下，同时呼气。

（6）当双手到腹部时，转掌扣丹田（图1－32），同时吸气（女性右手在下，左手在上）。

（7）双手离开丹田，平分开到身体两侧，下推还原，同时呼气。

以上动作，反复做6遍。

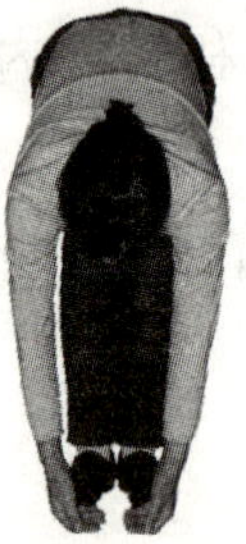

图1－29

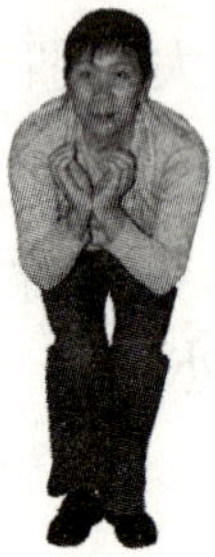

图1－30

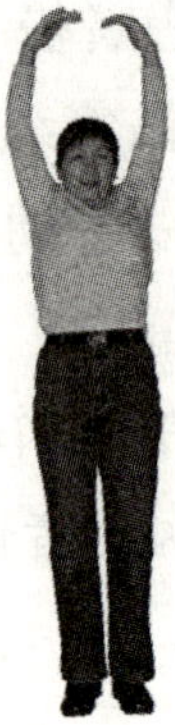

图1－31

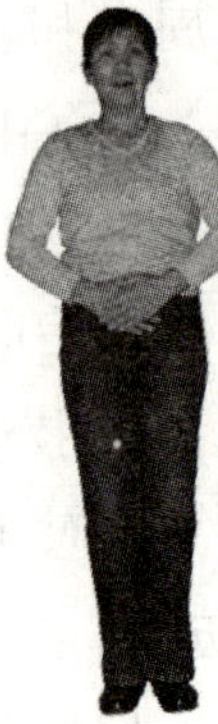

图1－32

**【易犯错误】**当双手托天时，两臂伸不直，举不高，或两臂不能平行上举，而是分开呈倒“八”字形。如此做法，会使这项运动的效果大打折扣。

**【注意事项】**

（1）呼气、吸气时，要长呼长吸，以呼气、吸气控制动作的快慢。

（2）双手同时转掌，掌心向上时，要用内劲，使双手呈虎爪形。两臂上举、双手托天时，两臂要伸直，平行上举要有爆发力。同时脚尖点地，使身体尽量舒展、拔高。

**【功效】**

（1）向上拔高时，两臂要伸直，双腿要挺直，这样可以使练习者全身舒展，身体挺拔，腰不屈背不驼，这是一种形体锻炼。

（2）人的身体就像一个大花瓶，百会穴就是花瓶口，也是可以让气进入体内的穴位。捧地气转掌托天，使天气、地气相混合。然后再转掌，捧气灌顶，使天地人合一。这可以改善大脑缺血、缺氧的现象，防治心脑血管病。

（3）常做这项运动，可以调节身体的平衡，防治走路把握不住方向，东倒西歪。同时还可以防止老年人身体和肌肉过早萎缩，延缓衰老。

（4）两臂猛伸直、上举，双掌用力托天，可以拉动三角肌、胸大肌、肱二（三）头肌等肌腱，使双臂上的肌细胞增大，骨骼肌中的结缔组织和毛细血管增多，进而使双臂更加强健有力。

【防治】

（1）中老年人身体和肌肉过早萎缩。

（2）身体失去平衡，走路把握不住方向。

（3）上肢麻木、手发颤。

（4）习惯性弯腰或坐姿不端而形成的驼背。

（5）大脑缺氧。

## 八、拉弓压腿

【做法】

（1）两手抱拳交叉于胸前，左手在外，同时吸气。

（2）右腿尽量向下蹲，左腿向左边伸出，脚后跟尽量向外蹬，身体尽量下压，把腿拉直。左手也向左下方伸出，食指和中指直指左脚，目视左手（图1－33）。右手握拳呈拉弓状，到右耳旁边，身体向右边倾斜，同时挺胸呼气。

（3）收回左腿、左手和右手，双手在胸前交叉，同时吸气。然后两手向左右平分开，下推还原呼气。

（4）双手抱拳，交叉于胸前，右手在外，同时吸气。

（5）左腿尽量向下蹲，右腿向右边伸出，脚后跟尽量向外蹬，身体尽量下压，把腿拉直。右手也向右下方伸出，食指和中指直指右脚，目视右手（图1－34）。这是1遍。以上动作，左右反复，共做6遍。

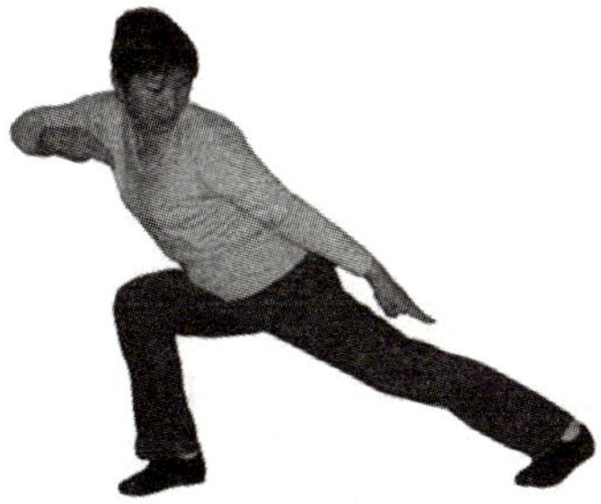

图1－33

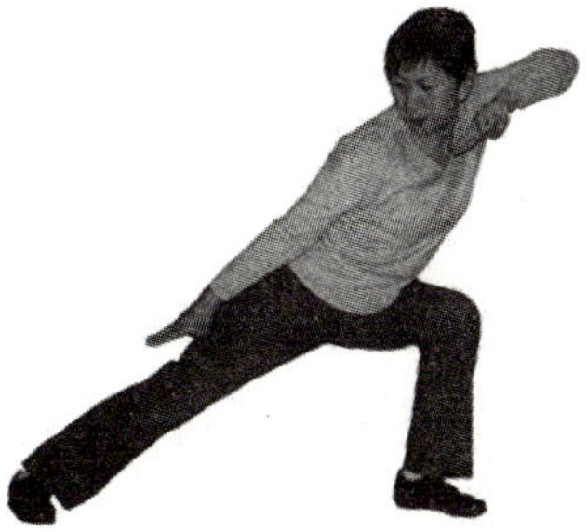

图1－34

**【注意事项】**每个动作都要用内劲，不要松松垮垮。

**【功效】**

（1）此项运动主要是锻炼腿部和上肢的肌肉。两腿分开向下压腿，直接拉动坐骨神经、半腱肌、半膜肌、小腿前（后）群肌和髌骨韧带。因此可以强筋壮骨，增强腿部力量，防治腿痛。男性做此项运动可以强身壮阳，防治阳痿。

（2）腿向左右伸出、下压，上肢也随着腿向左右伸展、下压，这样可以舒展四肢上的肌腱和经络，使四肢气血通畅，腿不抽筋，还可以防治下肢静脉曲张。

（3）当腿向外伸出时，脚后跟用力向外蹬，可以锻炼跟腱，拉动坐骨神经，伸展腿上的6条经络（肾经、脾经、肝经、胃经、胆经和膀胱经），可以防治坐骨神经痛和腿痛，使人走起路来稳健有力。

（4）身体向左右倾斜，用力拉动臀部和腰部肌肉，不仅可以帮助臀部和腿部减肥，还可以防治肋间神经痛。

**【防治】**

（1）四肢发软，少气无力。

（2）臀部和腰部肥大。

（3）肋间神经痛。

（4）腿痛、腿抽筋。

（5）坐骨神经痛。

## 九、望天长呼

**【预备姿势】**直立，双脚并拢，两臂自然下垂。

**【做法】**

（1）向下探腰，两手接近地面，同时呼气。

（2）两手捧起，抱拳，交叉到胸前，右手在外，同时吸气（图1－35）。

（3）用内力把两手分开，右手猛力上举，托天。同时左手用力下按。挺胸收腹，同时呼气（图1－36）。

（4）目视前方，长吸一口气，用猛力向后甩头。两眼尽量睁大望天，长呼一口气，这叫一呼。

（5）再长吸一口气，再慢慢呼一口气，这叫二呼。

（6）接着再吸气，再呼气，这叫三呼。

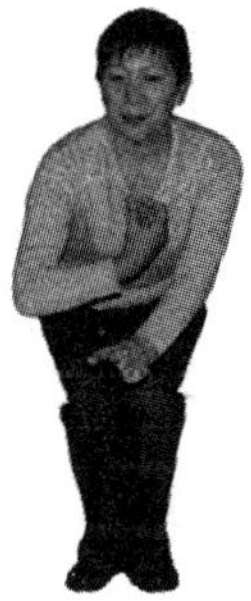
图1－35

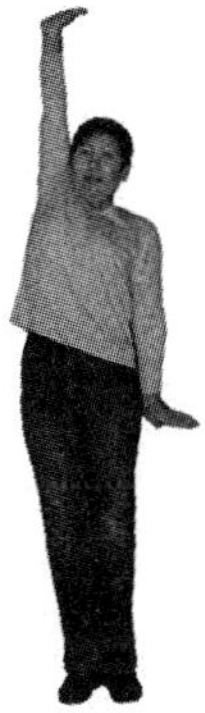
图1－36

（7）再长吸一口气。然后双手同时转掌，右手手心向下，左手手心向上，双手手心相对，呈抱球状到肚脐前，同时呼气。

（8）双手转掌扣丹田（女性右手在里，左手在外），吸气。同时脚尖点地，身体尽量向上拔高（图1－37）。

（9）两手分开，平拉到身体两侧（图1－38），下推还原，同时呼气。

（10）向下探腰，两手接近地面，同时呼气。两手捧起，抱拳，交叉到胸前，左手在外，然后左手猛力上举托天。同时右手手心向下，用力按地（图1－39）。然后双手同时转掌，右手手心向上，左手手心向下，双手手心相对，呈抱球状（图1－40）。其他动作同上。这是第1遍。如此左右反复，共做3遍。

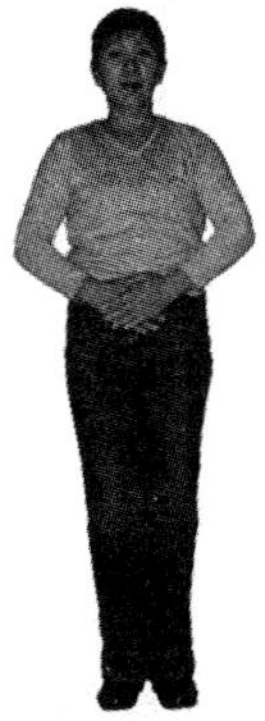
图1－37

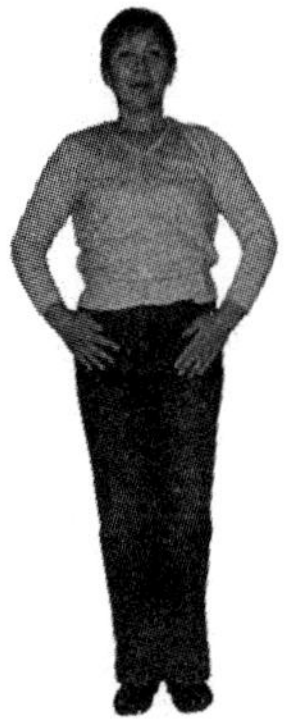
图1－38

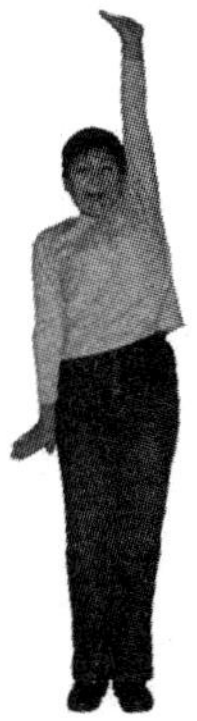
图1－39

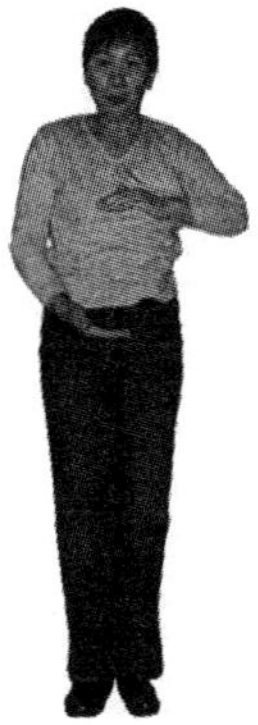
图1－40

**【易犯错误】**

（1）两手分开，一手上举、一手按地时，不用内力，很随意。

（2）胳膊肘弯曲、伸不直。上述两种错误做法都会影响其功效。

**【注意事项】**

（1）呼气或吸气时，不要用力过猛，要慢慢地长呼长吸，用嘴呼气，用鼻子吸气。

（2）双手上托天下按地时，不仅四肢要伸展，还要挺胸收腹，身体挺拔。

**【功效】**

（1）挺胸收腹，身体挺拔，上手托天，下手按地，这不仅是形体锻炼，同时还可以使全身经络通畅，进而可以调理气血，防止面部起褐斑。

（2）用力甩头，望天三呼，可以治疗颈椎病。

（3）两手上托天，下按地，可以调节脾胃，增强食欲。

（4）两眼睁大望天，可以矫正视力，醒脑明目。

（5）对天长呼长吸，排出体内的浊气，纳入新鲜空气，对增加肺功能有益。

（6）双手转掌，呈抱球状，使天气与地气相混合；再双手转掌扣丹田，同时吸气，把含有天气与地气的混合气体纳入体内，达到天地人合一。这样可以强身健体，防治心脑血管病。

（7）用内力旋转手腕，运动腕部经络穴位，可以清热除烦，有利于消化和睡眠，防止老年痴呆。

**【防治】**

（1）颈椎病。

（2）脾胃不好、食欲不振。

（3）心烦意乱、睡眠不宁。

（4）近视眼、视物模糊，视力疲劳。

## 十、腰部运动

【预备姿势】直立，两脚分开与肩同宽，两臂自然下垂。

1. 转腰

【做法】双手叉腰，拇指在后。臀部从左→前→右→后→左旋转画圆（图1－41），旋转9圈。然后再向相反方向旋转9圈。

2. 扣腰

【做法】仍然保持双手叉腰、两脚分开的站姿，然后臀部猛地下沉，同时双膝微微弯曲，形成扣腰的效果（图1－42）。此动作反复做16遍。

3. 扭腰甩胯

【做法】直立，两脚并拢，双膝微微弯曲，腰部放松，开始左右摆动臀部。利用臀部的摆动，带动两臂前后摆动，同时手腕也在前后摆动，而腿部和双肩保持平稳不动（图1－43、图1－44），左右摆动60次。

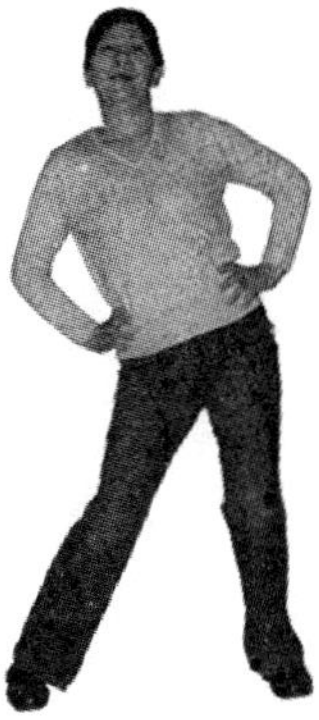

图1－41

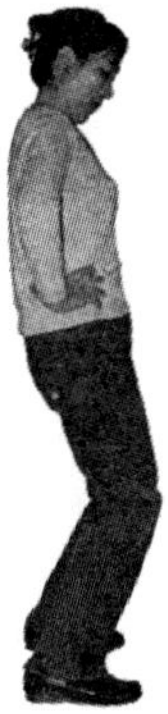

图1－42

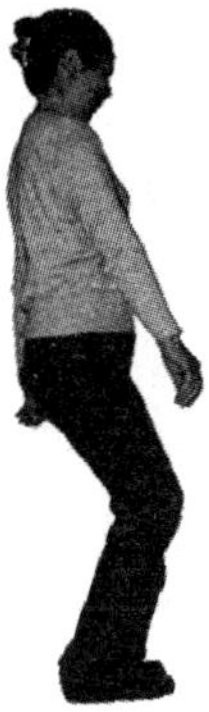

图1－43

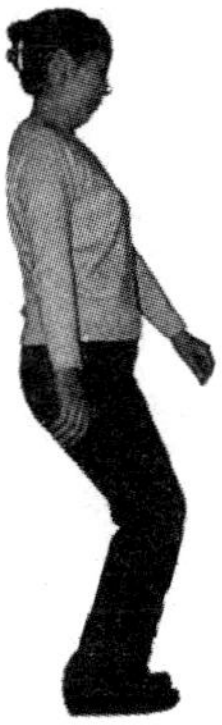

图1－44

【功效】

（1）这项运动主要是活动腰部。转腰、扣腰、甩胯扭腰不仅可以通经络、健肾、补充体内元气，还可以防治腹胀、肠梗阻和腰部强直性疼痛。

（2）大强度地运动腰部的赘肉，可以使腹部和腰部快速减肥。

（3）在左右甩动臀部的同时，也带动了腹腔内肠胃等内脏的蠕动，因此，可以加速新陈代谢，帮助消化，增强食欲。

（4）转腰、扣腰、扭腰甩胯可以加大肠胃的蠕动，加大腹压，进而可以通便利尿，防治便秘，保持身体健康。

（5）转腰、扣腰、扭腰甩胯可以运动到腰丛、骶丛和马尾神经，拉动坐骨神经。常做这项运动，不仅可以防治坐骨神经痛，还可以防治大小便失禁。

（6）人体内有任、督二脉。任脉在人体腹部前正中线，督脉在人体背部正中线。常做这项运动，可以打通小周天，使全身经络、气血通畅。

**【防治】**

（1）腰部强直性疼痛。

（2）大便不通畅、小便失禁。

（3）消化不良、食欲不振。

（4）腰痛、坐骨神经痛。

（5）臀部、腹部肥大，赘肉过多。

## 十一、首尾相照

**【预备姿势】**直立，两脚分开与肩同宽，两臂下垂。

**【做法】**

（1）两臂从身边拉起，向前平伸，双膝微微弯曲。两掌微微上翘。

（2）收回双臂，两手叉腰，拇指在后。身体挺直，同时吸气。

（3）左腿向左后方退半步，身体重心向左移，左腿弓，右腿蹬。

（4）臀部轻轻坐在左腿上，同时左肩向左前方倾斜，右肩不动。

（5）左手用力推腰部，腰向左弯曲，头向左后方扭动，两眼向左后方看着左脚后跟，同时呼气（图1－45）。

（6）身体直起，目视前方，右腿弓，左腿蹬，同时吸气，两臂下垂还原，呼气。

（7）右腿向右后方退半步，身体重心向右移，右腿弓，左腿蹬。臀部轻轻坐在右腿上，同时右肩向右前方倾斜，而左肩不动。右手用力推住腰部，腰向右弯曲，头向右后方扭动，两眼向右后方看着右脚后跟（图1－46），同时呼气。其他方法同前，这是第1遍。

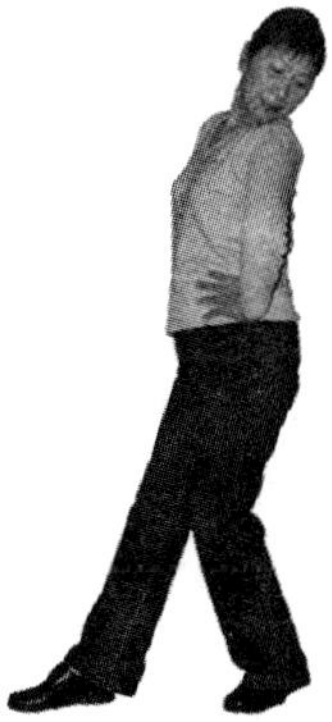

图1－45

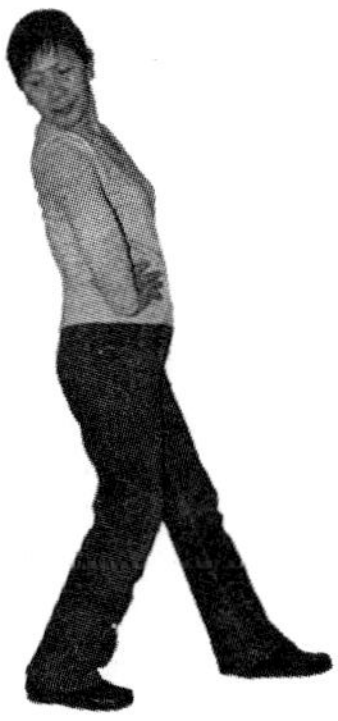

图1－46

以上动作左右反复，共做6遍。这项运动的要领是头、臀部、腰，三者向同一个方向倾斜，而相反方向的肩不动。

**【易犯错误】** 当臀部、头、腰，三者向同一个方向倾斜时，臀部坐不到腿上，因而整个身体都向一个方向扭动。这样，就做不到首尾相照。

**【注意事项】**

（1）动作要慢，特别是扭腰时，动作不要过猛。

（2）呼气、吸气时要慢，以便尽量排出体内的浊气，纳入新鲜空气。同时还可以用呼气、吸气来控制动作的快慢。

**【功效】**

（1）通常我们活动时，很少运动到肋间神经。首尾相照，扭动身躯，可以活动到肋间神经和内脏。

（2）扭动身躯，长呼长吸，易于排出浊气，吐故纳新，清热祛火，利肝胆。

（3）左（右）肩不动，头向左（右）后方扭动，活动颈部，有利于缓解强直性颈椎病和脑动脉硬化。

（4）腰向两侧弯曲时，手用力推腰，再加上扭动腹部，有利于肠胃蠕动，帮助消化，增强食欲。

（5）两臂向前平伸，手掌上翘，可以舒展上肢经络，拉动上肢肌腱，牵动手腕和双臂上的穴位。

**【防治】**

（1）肋间神经痛。

（2）胸闷、气胀。

（3）内热、心烦。

（4）强直性颈椎病。

（5）腰痛。

## 十二、拔气探腰

**【预备姿势】**直立，两脚分开与肩同宽，两臂自然下垂。

**【做法】**

（1）两臂从身边拉起，手心向前，举过头顶，同时吸气。

（2）转掌，手心向下，两腿绷直，翘臀弓腰，双手向下探地（图1－47），同时呼气。

（3）两臂运动不止。双手呈抱球状到胸前，手心向上平分开到胸两侧，双手中指点大包穴（图1－48），同时吸气。

（4）两臂运动不止。双手离开大包穴，两臂平分开呈“一”字形，手心向上。

（5）双膝弯曲，两臂高高举起，双手呈抱球状到头顶，捧气灌顶（图1－49），同时呼气。

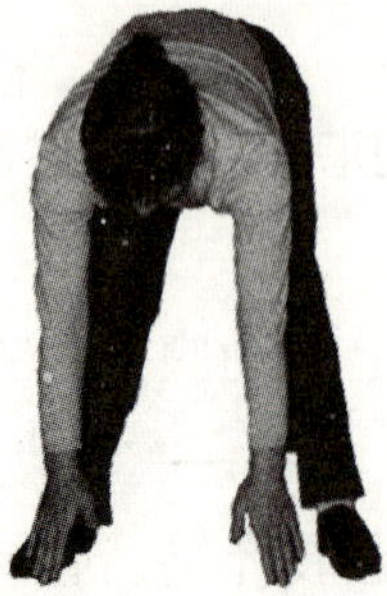

图1－47

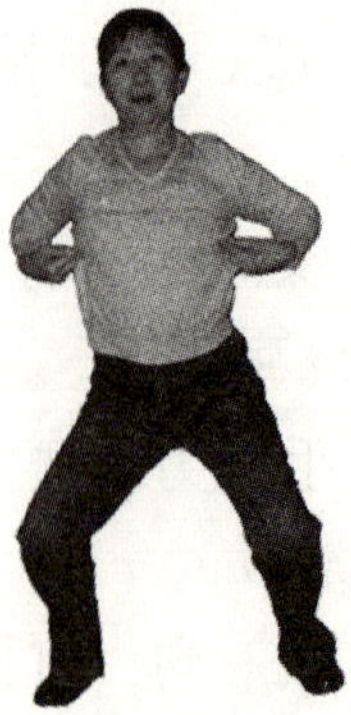

图1－48

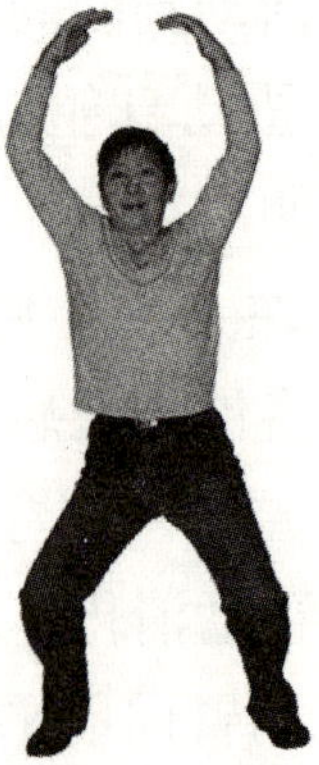

图1－49

（6）双手并拢，手心对脸向下拉，双手中指点印堂（图1－50）。

（7）两臂运动不止。双手并拢上举高过头顶，仰脸看手，眼随手动。然后两臂张开，肚子鼓起（图1－51），同时吸气。

（8）两臂运动不止。两手分开后，转掌，手心向前，扩胸，再弯腰，双手向下探地（图1－52），同时呼气。上举吸气、探地呼气，此动作反复向下探地4次。这是该动作的第1遍。如此反复，共做6遍。

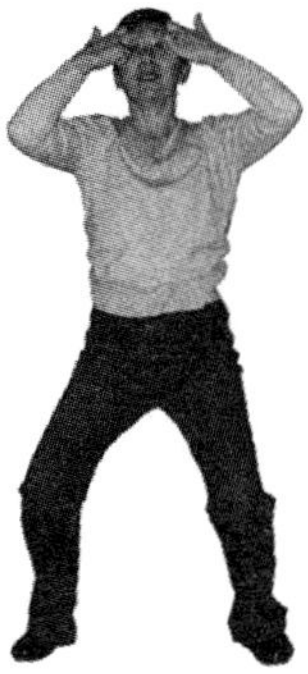

图1－50

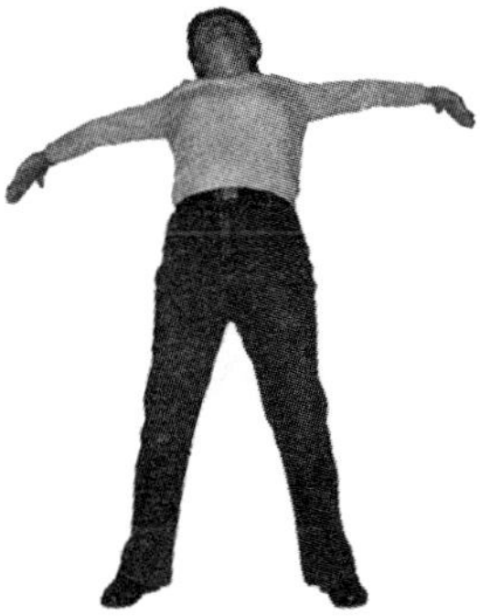

图1－51

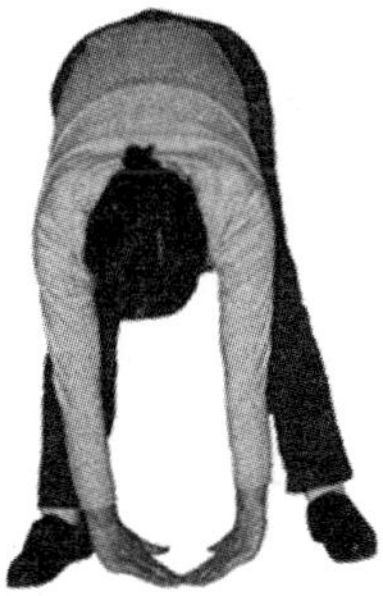

图1－52

**【注意事项】**

（1）腰痛、坐骨神经痛患者，最需要做这项运动，初开始做这项运动，向下探腰时，动作要慢，不要过猛。当下探动作灵活后，运动的强度再逐步加大。

（2）弯腰向下探地时，泛臀塌腰，腿不要弯曲。

**【功效】**

（1）这项运动的特点是上肢运动不止，心随手动，手点穴位，点到为止。这样做可以加速血液循环，使气血运行畅通。

（2）常点印堂可以醒脑明目。

（3）拔地气到头顶，再捧天气灌顶，使天气与地气相混合。然后双手转掌扣丹田吸气，把其纳入体内，使天地人合一。这对于心脑血管病患者很有好处。

（4）连续拔气探腰，身体一起一伏，不仅可以健肾固腰，补充体内元气，还可以使腹部、臀部快速减肥，防治腰痛。

（5）弯腰探地，腿不弯曲，可以拉动坐骨神经，舒展下肢经络。同时还可以拉动臀大肌、股二头肌、半腱肌和半膜肌，使臀部和大腿减肥，使全身经络气血通畅。

（6）当双手上举、两臂张开、扩胸、肚子鼓起，然后再弯腰、双手探地时，直接拉动了腰椎、椎间孔和腰部的肌腱和韧带，可以防治腰痛和腰椎间盘突出。

**【防治】**

（1）由于气血不通引起的上肢发麻、手发凉。

（2）腰痛、坐骨神经痛。

（3）胸闷、心烦。

（4）腹部、臀部赘肉过多。

## 十三、左右后眺

**【预备姿势】**双脚并拢直立，两臂自然下垂，双手手心紧贴裤缝。

**【做法】**

（1）挺胸收腹，双肩不动，头向左后方转，眼睛尽量向后看。同时左手手心紧贴裤缝不动，右手手心转向前，但是手仍然不离裤缝。同时吸气（图 1－53），还原呼气。

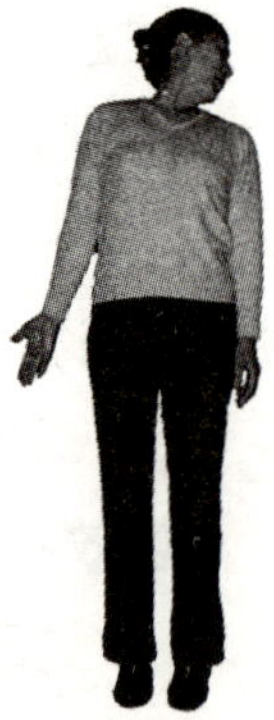

图 1－53

（2）挺胸收腹，双肩不动，头向右后方转，眼睛尽量向右后方看。右手手心紧贴裤缝，左手手心转向前，但是手仍然不离裤缝，同时吸气。还原呼气。

如此反复，每边各做 6 次。在做这项运动时，四肢要尽量拉长、伸展。在双肩不动的情况下，眼睛尽量向后看，慢慢达到 180 度。吸气时，脚尖点地，身体向上拔高。

**【易犯错误】**

（1）转头时，双肩也随着身体转动，这是不对的。这样做就影响了颈部转动的幅度，起不到活动颈部的作用。

（2）手心向前时，手臂容易向外展。这样就影响了转动颈部、舒展心经和心包经的力度。

**【功效】**

（1）四肢舒展，脚尖点地，身体尽量向上拔高，不仅可以健美体形，防止驼背弯腰，而且还可以舒展经络，有利于通经活络，活血化瘀。

（2）向上拔高，脚尖点地时，如果用脚大踇趾点地，重力挤压大敦穴和隐白穴，可以活血化瘀。如果用前脚掌着地，可以治疗脚垫。

（3）头向左右和后方转动、眼向后看、扭动颈部，可以治疗颈椎病。

（4）吸气时挺胸收腹，眼向后看，同时与眼相反方向的手心向外开，用力拉动肺经、心经、心包经、大肠经、小肠经等，不仅可以防治胸闷气短，面部急性起“褐云”（整个面部呈褐色），还可以使练习者上打嗝、下放屁，上下气血贯通。

**【防治】**

（1）颈椎病。

（2）心火旺盛、眼睛赤红。

（3）胸闷气短。

（4）由于气血不通引起的面部“褐云”。

（5）脚垫。

## 十四、顿足冲拳

**【做法】**

（1）先吸一口气。双脚跳起，分开与肩同宽，同时双手抱拳到腰部，手心向上，成马步，目视前方（图1－54），同时呼气。

（2）挺胸收腹，尾闾下垂，吸气。

（3）右手手心转向下变拳，猛向前冲，同时左腿向前迈出半步，左脚用力着地，左腿成弓步，身子向前倾斜。右腿后蹬（图1－55），双目怒视前方，口中大喊“嗨”，同时呼气。

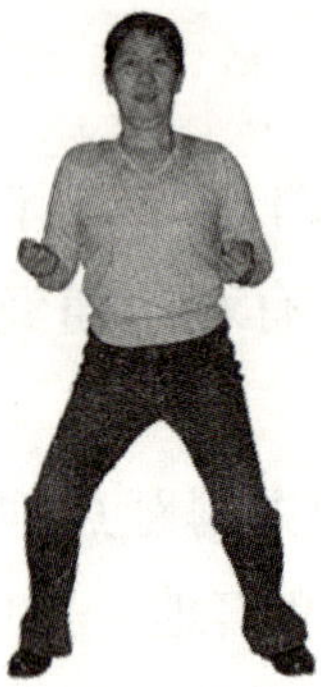

图 1 –54

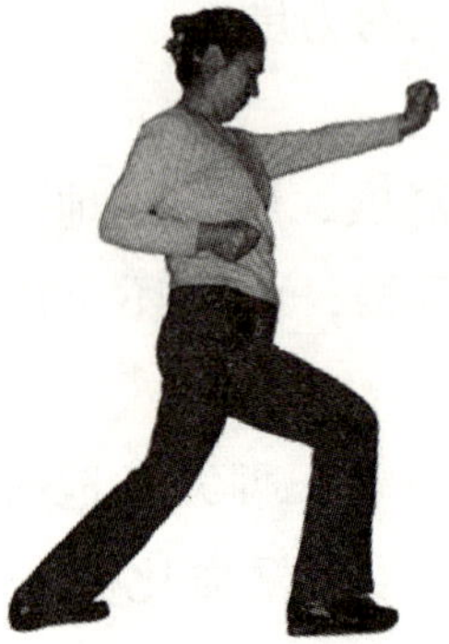

图 1 –55

（4）收回右手和左腿，抱拳于腰间，拳心向上，同时直身，吸气。放下双手还原呼气。

（5）动作同（1）。

（6）挺胸收腹，尾闾下垂，吸气。然后右腿向前迈出半步，右脚用力着地。同时左手手心转向下，猛向前冲拳时，口中大喊“嗨”，其他动作类同（2）～（3），这是第1遍。第2遍、第4遍、第6遍出拳时，口中大喊“哈”。其他动作与（1）～（6）相同。如此左右反复，共做6遍。

**【易犯错误】**向前冲拳时，初学者常常同时出左手和左腿，或同时出右手和右腿。这样就不容易形成前腿弓、后腿蹬的架势，也站不稳，影响出拳的力度。

**【注意事项】**

（1）蹲马步时，双手握拳要有力。腰要挺直，尾闾下垂。

（2）向前冲拳、迈步时，要猛而有力。向前出腿、落脚时，要用力跺脚。

**【功效】**

（1）这是一项全身运动，马步锻炼腿劲，冲拳锻炼臂力。

（2）冲拳时喊“嗨”，其声音是发自咽喉；喊“哈”，其声音是发自肺腑。在空气清新的花草树丛中，大喊“嗨”或“哈”，其主要目的是为了充分释放体内的浊气，纳入新鲜空气。这对于呼吸道疾病和咽炎患者，都很有好处。大声高喊“嗨”或“哈”，对于上班族或在电视和电脑前坐得过久的人，都是一种很好的释放。

（3）向前出腿时，脚用力着地，可以锻炼小腿后群肌和前群肌的肌腱，以及大腿上的肌腱和脚上的跟腱，使你走起路来，步幅坚定有力。另外，脚底板的反射区密集，脚上的穴位很多，振动、挤压这些穴位，对我们的身体大有好处。如刺激太冲穴可以理气补血，去烦安神；刺激脚大踇趾趾尖的大敦穴，既能止血，又能疏肝理气。

（4）马步弓腿，直接运动到髌骨和髌韧带，这可以增大膝关节处的滑膜层，有利于膝关节的养分吸收和分解，使膝部得到更多的营养，进而可以稳定膝关节，防治膝部骨质增生。

**【防治】**

（1）四肢无力，走路腿发软。

（2）胸闷气短。

（3）咽炎。

（4）内热烦闷。

（5）膝部骨质增生。

## 十五、逍遥放松

这是继前几个运动之后的整理运动。特别是在冲拳之后，为防止肌肉过于紧张而设置的。

**【预备姿势】**直立，两脚并拢，两臂自然下垂。

**【做法】**

（1）两脚分开与肩同宽，全身放松。双手握空拳，上肢和腰部放松。抡起双臂，扭动腰部，松胯收腰，前打丹田，后打命门。面带喜色，逍遥自在（图1－56、图1－57）。前后各打30下。

（2）站姿和空拳不变，双拳轮换着轻叩前胸30下（图1－58）。然后用较重的力气，双手抡开叩打双侧锁骨下方，左右两方各叩打30

下。叩击时，前臂放松，用腕力叩击。

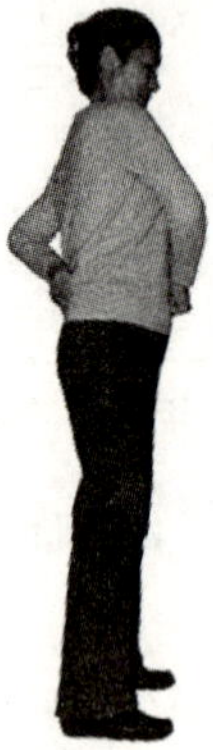

图1-56

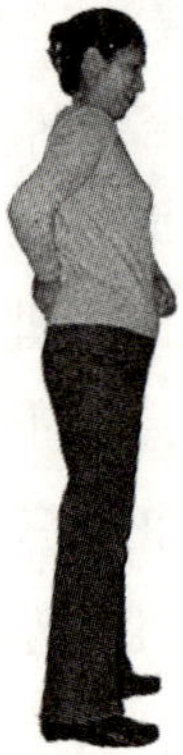

图1-57

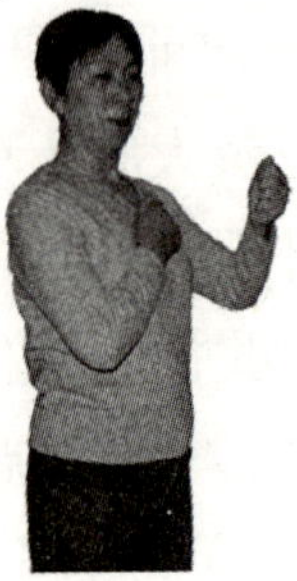

图1-58

**【功效】**

(1) 对于疲劳的上班族来说，这是一项很好的室内运动，可以全身放松，解除烦躁情绪，放松心情。

(2) 前打丹田，后打命门，不仅可以健肾、强身健体，还有利于任脉和督脉的气血运行，使全身气血通畅。

(3) 用腕力叩击前胸，因为这里是联系大脑和心脏的上腔静脉和主动脉的通道，特别是这里的动脉弓处最容易发生气血瘀滞，引起心脑血管病，如胸闷气短、冠心病，心肌梗死等。经常叩击这里，可以使心脑之间的气血通畅，增强心肌功能，加速血液循环，防止冠心病和心肌梗死。

(4) 锁骨下方也是联系心脏与大脑的主要动脉和静脉的必经之路，经常叩击这里，不仅可以加速大脑气血循环，改善大脑供血不足的现象，还可以增强心肌功能，平衡阴阳，防止大脑动脉硬化和心肌梗死。

(5) 经常轻轻叩打胸前的主动脉和上腔静脉，可以疏通心脑血管，增强心肌功能，加速血液循环，防止心脑血管瘀滞，使心脑气血通畅。

**【防治】**

(1) 腰酸背痛。

（2）心烦意乱，神经过于紧张。

（3）大脑供血不足。

（4）心肌衰弱，虚实反差过大。

（5）心脑血管不通畅。

## 十六、海底探针

**【预备姿势】**直立，双脚并拢，两臂自然下垂。

**【做法】**

（1）右脚向前跨半步，成右弓步，同时双手握拳，两臂呈平行状，伸向身体的左侧（图 1－59），同时呼气。

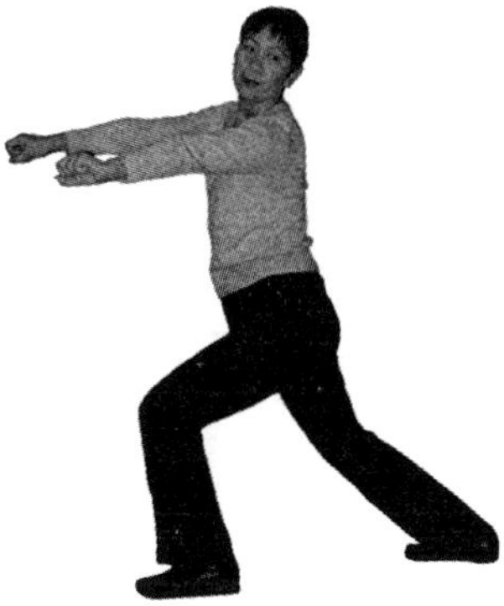

图 1－59

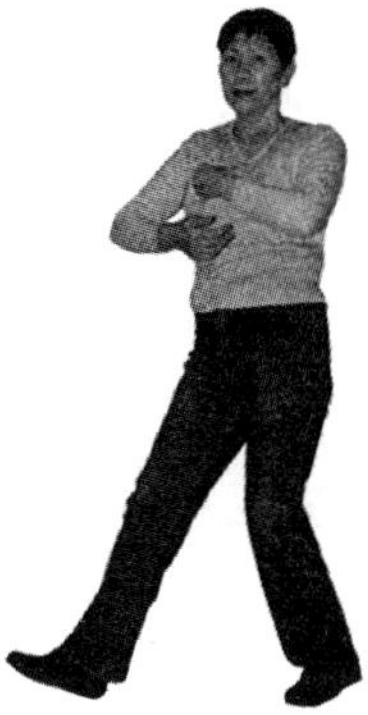

图 1－60

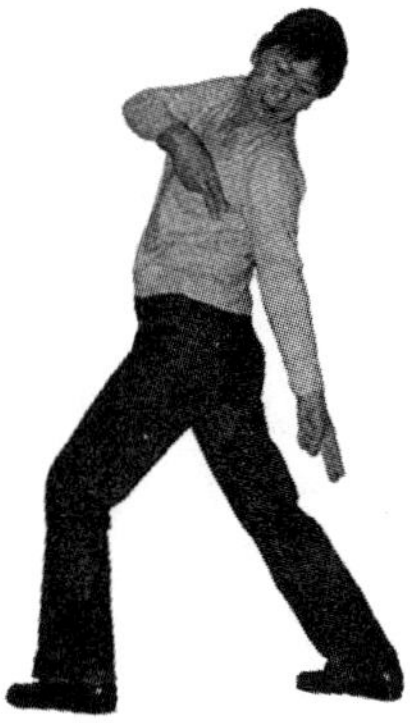

图 1－61

（2）上肢运动不止。身体向前倾斜，前腿弓，后腿蹬，两臂保持平行，由身体右侧旋转到身后，同时呼气。

（3）双手食指和中指直指左脚脚后跟，眼看左脚脚后跟。双腿转成前腿蹬，后腿弓，同时呼气。

（4）直起身，转成前腿蹬，后腿弓，双手由身后回到身前时，左手点压中府穴（图 1－60），同时吸气。

（5）收回双手和腿，还原呼气。这是第 1 遍。

（6）左腿向前跨半步，成弓步，同时双手握拳，两臂呈平行状，伸向身体的右侧。然后双臂向身体的左侧旋转，旋转到身后，双手的食指和中指直指右脚的脚后跟（图 1－61）。其他动作与（4）、（5）相同。以上动作，左右反复，每侧各做6遍。

【注意事项】蹬腿和弓腿时，要用力。上肢运动不止，始终保持眼随手动。

【功效】

（1）双腿轮换着前弓后蹬，或前蹬后弓，可以运动和稳固膝关节，增大膝部滑膜层，防治膝部骨质增生。同时还可以锻炼股内侧肌和外侧肌；锻炼髌内韧带和髌外韧带，使膝部更加强健有力。

（2）目光随着双手不停移动，可以运动颈椎，防止目光痴呆和眼底动脉硬化。

（3）双臂围着身体旋转，可以运动到肋间神经，治疗肋间神经痛。

（4）腰部扭动，可以促使肠道和内脏蠕动，增加腹压，防治便秘，加速体内的新陈代谢，增强食欲。

【防治】

（1）肋间神经痛。

（2）强直性颈椎病和目光痴呆。

（3）腑气不通、腹胀。

（4）双腿发软、腿痛。

（5）膝部骨质增生。

## 十七、舒胸固腰

【预备姿势】直立，双脚并拢，两臂自然下垂，深深呼一口气。

【做法】

（1）展臂吸气：双手抬到胸前，两腿弯曲，塌腰泛臀，然后翘掌，双手掌根用力向外推（图 1－62），两臂呈“一”字形，手心向下，同时吸气。

（2）转掌呼气：用内力，慢慢地把双手手心转向上，同时呼气。

（3）扩胸吸气：两臂用力向后振，使胸部尽量舒展，两眼望天（图1－63），同时吸气。

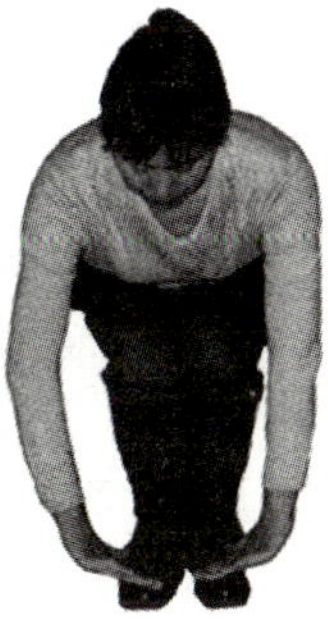
图1－62

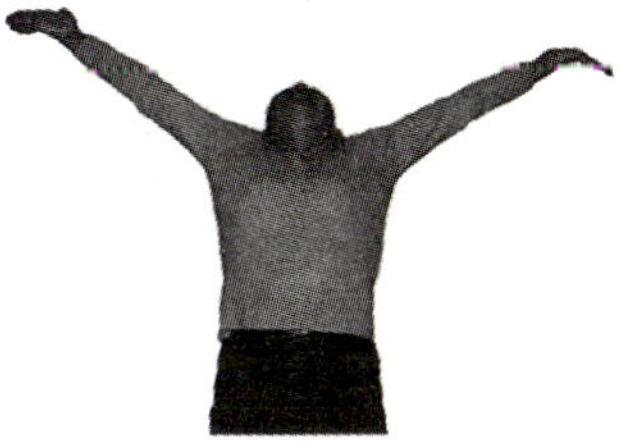
图1－63

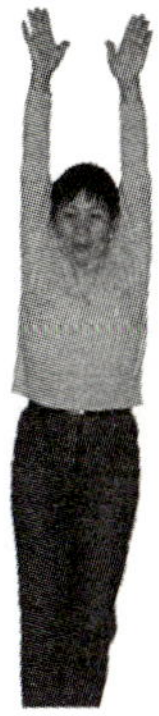
图1－64

（4）举臂下探呼气：上肢运动不止。两臂高高举起，手心向前（图1－64），手指、双臂和两腿都要绷直。接着塌腰泛臀，两臂向下探地（图1－65），同时呼气。

（5）捧气灌大包穴，吸气：双膝微微弯曲，双手在地面上转掌呈抱球状，然后直身，双手抱球到胸前，两手平分开到胸的左右两侧，中指点大包穴（图1－66），同时吸气。然后双手离开身体两侧，拉到身后，用双手拇指点压命门穴（图1－67），点到为止。

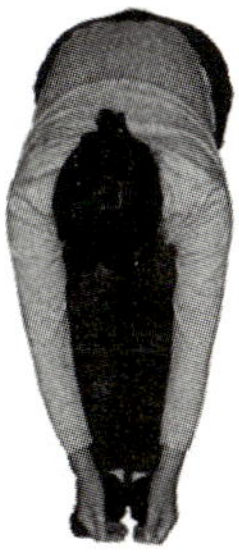
图1－65

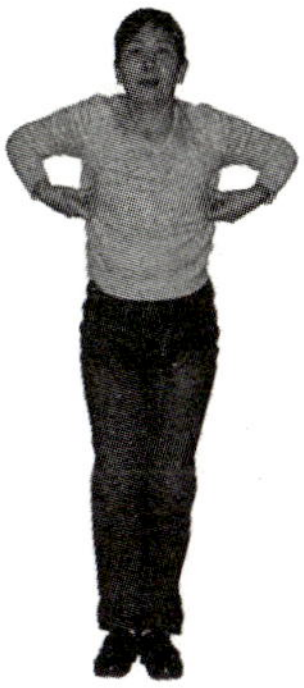
图1－66

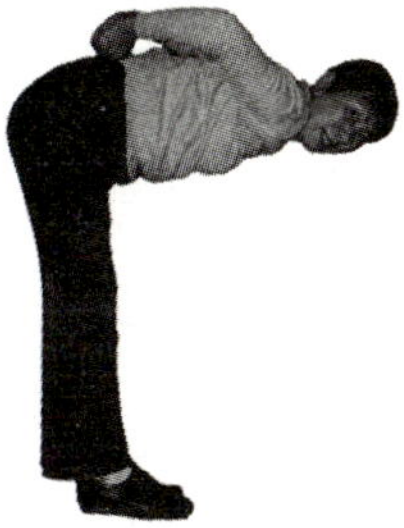
图1－67

（6）后伸外展呼气：上肢运动不止。两臂向身后伸展，身体弯腰向前。两臂从身体两侧回到身前，呈抱球状（图1－68），直身，同时呼气。

（7）扣丹田吸气：上肢运动不止。双手重叠扣丹田（图1－69），同时吸气（女性右手在下，左手在上；男性左手在下，右手在上）。

（8）下推呼气：双手分开到身体两侧，用力下推，还原呼气。这是第1遍，照此做法，共做6遍。

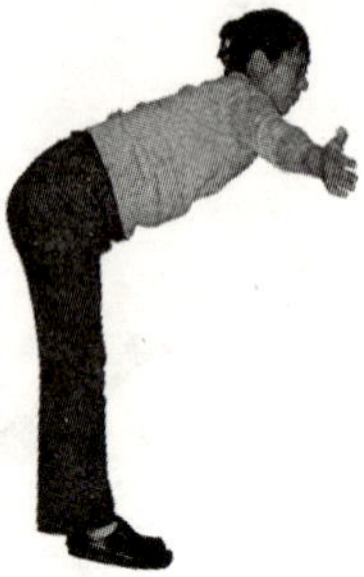

图1－68

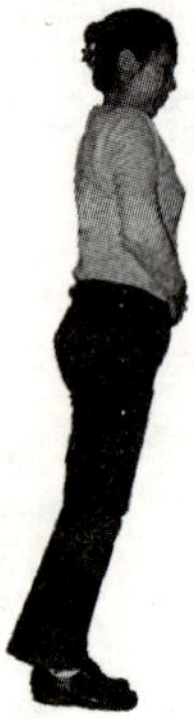

图1－69

**【注意事项】**

（1）做这项运动时，动作一定要慢，用长呼、长吸控制速度。

（2）翘掌、推掌、转掌要用内力，这样才可以揉动手腕部穴位，如大陵、内关、外关等穴位。

（3）有腰痛病的患者，开始做这项运动时，弯腰要慢一点，待到腰部活顺后，再慢慢加大力度。

**【功效】**

（1）这是一项活腰、健肾、固本的运动，长期坚持，可以补充体内元气，强壮体质，防治腰痛、坐骨神经痛。

（2）双手翘掌，掌根用力向外推、转掌，不仅可以舒展上肢的6条经络，更重要的是，手腕是经络穴位比较集中的部位。翘掌、推掌、转掌，可以牵动大陵、内关、外关、神门、列缺等穴位，进而可以补益肺气、静心安神、助消化、助睡眠；还可以防治上肢麻木、手发颤、心室肥大等疾病。

（3）命门是督脉上的一个重要穴位，对人的生命至关重要。常点压命门穴，可以强身健肾、补充元气；同时还可以缓解腰痛、坐骨神经痛，防治尿频、尿急。

（4）点压命门后，两臂后伸外展，似燕子飞的动作，拉动胸大肌、三角肌、肱二（三）头肌、背阔肌、乳房悬韧带等，可以增强臂力，防治胸闷气短和乳腺增生。

（5）两臂后伸外展，身体向前探，臀部向后坐，可以使臀部减肥。拉动臀部肌肉和坐骨神经，可以防治坐骨神经痛和腰痛。

【防治】

（1）强直性腰痛和坐骨神经痛。

（2）上肢麻木、手发颤。

（3）心烦意乱、睡眠不宁。

（4）乳腺增生。

（5）肾虚、体弱多病。

（6）尿频、尿急。

## 十八、吐气纳气

承接上面17个运动，在由众人营造的气场里，运动者通过长呼长吸，把更多有益的气体纳入体内，这对于心脑血管病患者很有益处。同时运动者用意念指挥运气，调理内分泌，疏通全身经络气血，进而使全身阴阳平衡，经络、气血通畅。

【做法】

（1）两脚分开与肩同宽，脚尖向内倾斜15度，呈内“八”字形。双膝微微弯曲，把会阴松开。双手重叠，虚扣丹田（女性右手在下，男性左手在下），两臂架起，使腋下松开（图1－70）。

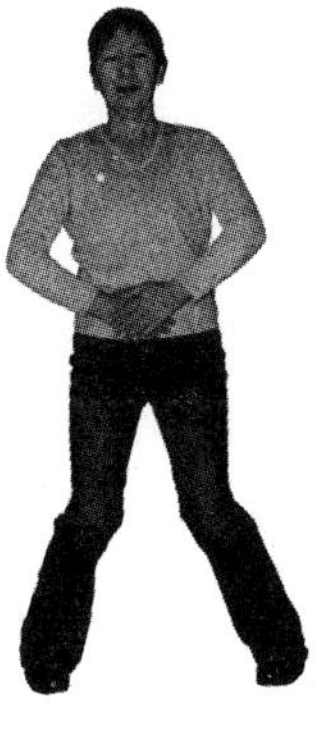

图1－70

（2）眼睛轻轻闭合，舌尖轻轻抵上腭，挺胸收腹，尾闾下垂。

（3）加意念：先想喉头，再想玉枕穴，再从玉枕穴到百会穴，使意念从百会穴上领，上身向上挺直。

（4）加意念：用鼻子慢慢吸气，头顶上把气聚到百会穴。来自脚下的气聚到下丹田（这种气经过肾经、会阴等处后进入丹田）。然后用嘴慢慢呼气，让胸腔的气沿着任脉下沉，进入丹田。百会穴的气部分进入体内，部分沿着身体下行，到脚小踇趾趾尖旁的至阴穴。然后，随着吸气，这些气再上行到下丹田。

（5）当丹田的气聚到一定程度，就会产生涌动力。随着呼气和吸气，这种涌动力会穿过会阴、尾闾，到命门。然后通过督脉向上涌动，直达脑海，无形中百会和丹田之间就会产生一种磁性吸引力。这种让体内的气体沿着任脉和督脉循环运行的方法，叫真气运行法。就这样长呼、长吸，坚持6分钟以上，让气血在体内进行大循环。

**【注意事项】**做这套动作时，必须静下心来，要做到心诚貌恭，全神贯注，杂念不生。站的时间越长越好。

**【功效】**

（1）舌尖抵上腭，其一可起到承上启下的作用，让气血通畅；其二是激发胰脏功能。舌尖抵上腭，会使口生唾液，而分泌唾液是胰脏的主要功能，这可以增强胰脏功能，防治糖尿病。练习者不要把唾液吐掉，要把唾液慢慢咽入腹内。

（2）鼻子吸气时，气聚胸腔。呼气时，胸腔的气下沉入丹田。当丹田的气聚到一定时候，就会产生涌动力。随着吸气和呼气，这种涌动力就会通过会阴、尾闾、命门再向上涌动，穿过督脉和脊髓直达脑海。体内的气沿着任脉和督脉循环运行，百会和丹田之间无形中就会产生一种磁性力量。这种磁性力量对于防治心脑血管病很有效。同时这种循环不仅可以疏通任督二脉和中枢神经，提高免疫力，还可以补充体内的元气，改变体弱多病的体质，增强生命的活力。

（3）呼气时，百会穴的气一部分沿着膀胱经向下行，另一部分会沿着任督二脉向下行。吸气时，脚底的气沿着肾经向上进入下丹田，天气聚到百会。练到高级阶段，就可以用龟吸法。吸气时，不用鼻子，不用嘴，通过肺的一张一合，以及身体的每个部位，如百会、印堂、腋下、会阴和各个汗毛孔向体内纳气。这时，您会感到身体表面微微发凉。呼气时，也不用鼻子和嘴，只需要肺一张一合，让体内的热气通过百会、印堂、腋下、会阴和各个汗毛孔向体外排出。这时，您会感到身体表面微微发热。这会使您全身的经络、气血畅通。如果您真的全身经络、气血通畅了，您就可以调理体内的一些微小病变和不适，做到有病治病，无病健身。用这种龟吸法锻炼到一定时候，还可以起到健美的作用。不仅可以使您的面部光亮，不长老年斑，还可以使皮肤更有光泽和弹性。

**【防治】**

（1）气血不通，体弱多病。

（2）大脑缺血、缺氧。

（3）胸闷气短。

（4）怕冷，四肢发凉。

# 第二章　运用意念的功能

## 一、意念的概念和功能

一提到意念，许多人都会认为这是一个既抽象又神秘的概念，其效果又令人感到不可思议。其实意念一点都不神秘，意念可以分两种，第一种是有意识的“想”，也就是思维；第二种是大脑根据某种需要，对自身发出的指令，这种指令就是意念。

意念需要通过神经系统的传导作用才能发挥作用。如果你双脚着地，双手放在膝盖上，眼睛轻轻闭合，静静地坐在那儿，心想脚心，过一会儿你就会感到一股热流进入脚心。这就是意念通过神经系统的传导作用产生的效果。

中医讲“痛则不通，通则不痛”，当你感到身体的某个部位不舒适或疼痛时，你的大脑就可以发出“通”或“放松”等指令。在疼痛点处反复使用这个意念，如果没有器质性病变，过一会儿，你就会感觉到痛区轻松了许多。当然，这个功能需要经常锻炼，养之有素才能生效。

意念出自于大脑，又受大脑支配。意念本身不会发力，但是它可以通过神经系统的传导作用，体现出它的作用和威力。

正常人在正常情况下的一切行为都受思维的支配。例如，人们在极度缺水和干渴的情况下，很想喝水，在没有水的时候，想到了酸梅，如果他知道酸梅的味道，神经系统就会把那种酸的感觉传导到感觉器官，口腔里就会分泌唾液，这就是望梅止渴的道理。

又如一个演员，当他看完剧本，决定接受某一个角色之后，就开始琢磨这个人物的特征，使自己进入剧情。在进入镜头前，大脑给他发出的指令（意念）就是“进入角色，亲临其境”。导演也会说戏，引导他的思维进入剧情。完全进入剧情之后，或哭，或笑，才能演得逼真。

气功大师发功的根本原理也是意念。一个气功大师仰卧在地上表演气沉丹田，此时大脑发出的指令就是把全身的气尽可能多地聚到丹田。当他把一枚几千克重的“铜钱”放在丹田上之后，就开始运气（想着让尽量多的气积聚起来，沉入丹田）。然后深深地呼一口气，再深深地吸一口气，尔后再用猛力气沉丹田，让气充斥腹部，鼓起的肚子就把那个几千克重的“铜钱”弹出几尺远，这样我们就能看到他气沉丹田的结果（这是某年中央电视台“才艺展示栏目”中，由陈式太极拳一位先生表演的节目）。

我有一位练气功的朋友，女性，年近70岁，身体瘦小。在她经过运气、发功之后，她能用手把一根几个尧的钢丝揉成一个团。这个结果就是她的意念通过神经系统的传导作用想要达到的结果。

所谓发功，就是意念通过神经系统的传导作用，把全身的气血尽可能地集中到手上或某个部位，然后再用这种爆发力完成自己意想的目标。当然发功得有个先决条件，那就是必须有功底，养之有素。不经过苦练，想发功运气，达到一定境界，恐怕是办不到。由此可见，意念并不神秘，它的功效可以看得见，摸得着，也可以感觉得到。至于它的威力有多大，还有待于人们进一步研究和探讨。

## 二、意念的运用

意念可以通过神经系统的传导作用发力，因此人们可以运用意念调节身体内的不适，乃至治病。前面说到，培养、激发自身抵御疾病的本能，是健康长寿之秘诀。如果你能疏通中枢神经，使全身经络、气血通畅，在全身经络、气血通畅的情况下，再用意念调节身体内的不适，其效果就会更快、更好。

在这里大家可以做一个试验：轻轻地闭上眼睛，全神贯注地心想手心，过一会儿你就会感到手心发热，这就是意念通过神经系统的传导产生的作用。心脏是人体内的血泵，把气血和养分送到身体的各个部位。当你心想手心的时候，神经系统的传导作用就会使心脏加速对手心的气血供应，这就是手心发热的道理。运气就是让气血按照大脑发出的指令，通过神经系统的传导作用，向你意想的目标方向运行，达到调理内分泌的作用。

意念通过神经系统的传导作用，还可以使体内的疼痛点能聚能散。

某天清晨，一个朋友对我说："这几天我背部左边痛得厉害，抬臂膀都感到疼痛。到医院检查也没有查出问题。吃了医生给我开的药当时好一点，药力一过，照痛不误。快帮我想想办法吧。"

我用手按着她的疼痛点，让她闭上眼，心想疼痛点，同时我的手劲越来越重。5 分钟后，我把手松开，让她加意念，想着那个疼痛点"散，散开"。10 分钟后，让她慢慢睁开眼，我问她："感觉如何？"她抬起臂膀，晃晃肩，说："哎，基本上不痛了，真神呀。"

2000 年初我得了脑栓塞，右侧身体偏瘫又失语。出院后，病情得到了控制，但是右腿仍然不能弯曲，膝部肿得不能穿正常的裤子，而且疼痛难忍。在朋友们的帮助之下，我开始了大强度的锻炼。每天早晚坚持做伸气运动一次，每次做 30 分钟，不间断地耸肩 5 000 多下，同时加意念"通、通"于膝部。在耸肩的过程中，心里一直想着膝部，默默念着"通、通"，"散开、散开"。当时我只知道伸气运动可以疏通中枢神经和经络，没想到十几天后，我膝部的疼痛点开始下移，膝部的疼痛感有所减轻了。几天之后，疼痛点到了脚上，脚后跟疼痛难忍，膝部的疼痛明显减轻。这使我眼前一亮，因为疼痛点的转移，是经络气血通畅的象征，这让我看到了康复的希望。从此，我又加大了锻炼的力度。经过几个月锻炼，膝部的肿胀和疼痛完全消失了，右腿能屈能伸，走路也恢复到了正常。

当你经过一天繁忙的工作，在电脑或电视面前坐的时间过长，就会感到腰酸背痛，很劳累。如果他养之有素，经络、气血比较通畅，就可以用意念运气的办法，快速解除疼痛和疲劳。解除疲劳的办法很简单，如果有条件的话，仰卧在床上，双手平放在身体两侧，眼睛轻轻闭合，舌尖抵上腭，静下心来，专心致志想头顶。让意念（放松）从头顶到颈椎，沿着脊椎骨下行到疼痛的部位。直到确定了疼痛点（病灶）之后，再想着让它散开，散开……然后再气沉丹田。此时意守丹田，不要再想那个疼痛点。闭上眼睛，静养 5 ~ 15 分钟之后，就会感到全身轻松。也可以从头顶百会穴开始，一路放松，想到脚心涌泉穴，然后闭目养神 5 ~ 15 分钟，也可以解除疲劳。

当你初次做这套动作时，可能意念和气血不容易同步运行，因此，需要的时间要长一点。如果你经常做，习惯了，气血通顺了，就会很快完成这一套动作，并能取得极佳的效果。

如果是在上班或上课时间，没有条件躺，在办公桌前，可以利用工间休息，学生在书桌前，可以利用课间休息时间，双臂交叉伏案，头轻轻伏在双臂上，进行上述动作。最后心想脚底涌泉穴，多想一会儿，让气血下行，就会减轻大脑的压力。过一会儿，当你睁开眼睛时，你会感到神清气爽，有一种雨过天晴的感觉。

高血压、心脏病患者，也可以静卧在床上，用运气的办法进行自我调节。其方法是四肢舒展，仰卧在床上，双脚并拢，双手平放在身体两侧。意念是“放松”：从头顶开始放松，沿着颈椎、胸椎、腰椎、尾椎，一直到臀部，然后再从大腿根、大腿、双膝、小腿、脚踝、脚掌、脚趾，一直到脚底涌泉穴，自上而下想，专心致志地想，但不要往回想。心里默默念着“放松”，每一个部位可以多念几遍，这样做是让气血向下行。气血向下行，减轻大脑和心脏的压力，自然血压就可以降下去了。经常做，不仅可以降压，疏通中枢神经，使经络、气血畅通，还可以增强心肌功能，改变手脚发凉的现象。心脑血管病多数都是由经络、气血不通引起的。疏通经络，可以防治心脑血管病。上班族、过于劳累的人群和脑力劳动者，也可以用这个方法快速解除疲劳。

有高血压病的人，可以用上述静卧在床上的方法，心想降血压的穴位，如三间、肾俞、命门、涌泉穴等，调理自己的血压。

意念在你不知不觉的情况下也会产生一些副作用。例如，高血压病患者早上醒来，头部往往会感到比较轻松。当他坐起来之后，会习惯性地想头部，想看看头还晕不晕，血压还高不高。这一想不要紧，血压很快就又升上去了。

有经验的医生会告诉一些患者："有病该吃药就吃药，该打针就打针，该锻炼就去锻炼，不要老想着自己的病，想得多了反倒不利于康复。"

过去有位大学党委书记身体很不好，才 50 多岁，就患有高血压、心脏病等多种疾病。繁忙的工作使他经常犯病，整天以药为伍。"文化大革命"期间，他被红卫兵赶入牛棚，后来又到"五七干校"劳动。整天风里来雨里去，拉大车、掏大粪、下田间，想按时吃药，也没有那个条件。家人和朋友们都为他生命的安危担忧。谁知道经过几年折腾之后，身体反倒好了。平常很少吃药，还要照顾卧病在床的老伴儿，他一直活到 80 多岁。拿他自己的话说，是顾不上病了。实际上是在那种恶劣的环境下，不仅衣食无着，生死难料，还得挨批斗、写检查，痛苦折磨着他，使他变得更加坚强，忘记了自己的病。繁重的体力劳动和政治磨难，使这位久经沙场的老革命变得豁达开朗，也使他的病不治自愈。

在《生与死》一书中，有这么一句话："任何人都不能对自己生命的产生获得主动权，唯一能主动把握的是生命的离去。"

有的人有点病，不是积极锻炼，配合医生的治疗，而是整日里老想着自己的病，想着自己的病有多么严重，结果形成了自我摧残，小病酿成了大病。我的健康我做主，锻炼是防治疾病的良药，是打开健康之门的金钥匙。我劝广大患者朋友，当你胸闷心烦，有病不舒服时，不要闷在家里想自己的病，要走出家门，找几个朋友聊聊天，说说笑笑，转移注意力，对你的健康会大有好处。或走出家门，去逛逛商场，琳琅满目的商品，会让你忘记烦恼和疾病。再买几件称心如意的时尚衣服穿在身上，你会觉得生活是多么美好。美好的感觉不仅能让你忘记烦恼，也可以减轻疾病的痛苦。

在这美好的年华里，让我们忘记疾病，忘记烦恼，忘掉恩恩怨怨和一切不愉快的事情，加强锻炼，颐养天年。

# 第三章 培养、激活自身抵御疾病本能的几种方法

每个人体内都有抵御疾病的本能，但是这种本能要靠培养和激发才能体现出来。这种本能体现得越强，得病的概率就越小，即使得了病，治好的概率也很大。

人体内的神经系统分中枢神经系统和周围神经系统。中枢神经系统包括脑和脊髓，上至脑，下至腰椎。中枢神经牵动五脏，与周围神经系统紧密相连。脑干是脑的主要组成部分之一。脑干内有许多反射中枢，如瞳孔对光反射中枢、角膜反射中枢、心血管活动中枢、呼吸中枢、排便及排尿中枢等。大脑通过中枢神经系统直接支配反射中枢。疏通中枢神经，使全身经络、气血通畅，有利于培养、激活自身抵御疾病的本能。

## 一、站功

1. 站法　练站功的方法通常有 3 种：第 1 种是两腿分开，两臂下垂，全身放松，意守丹田。这种做法可以增强体质，补充内力。第 2 种站法同第 1 种，只是两臂不下垂，双手虚扣丹田，或双手呈抱球状于胸前，意守丹田，静静站立，其功效同前。第 3 种站法难度比较大，方法是马步、挺胸、尾闾下垂，两臂向前平伸，与肩一般高，双手翘

掌。舌尖抵上腭，眼睛轻轻闭合。

2. 加意念　不管用上述哪种站法，要想疏通中枢神经，关键在意念。加意念的方法是先想喉头，再想玉枕，从玉枕到百会。然后从百会→大脑→颈椎→胸椎→腰椎→骶椎，自上而下，加意念“通、通”，或“放松、放松”，慢慢地一点一点往下想，不要往回想，让气血慢慢向下行，直到骶椎。照这样的办法，可以多做几遍。开始想这些部位，可能没什么感觉。如果你能静下心来，坚持每天练一练，时间长了，自然就会成功。

3. 要求　做此项训练，最好选择一个不受干扰的地方，心要静、要诚，专心致志，不生任何杂念。

## 二、静功

1. 运气

（1）做法：仰卧在床上，或坐在与膝盖一般高的凳子上，双手自然平放在身体两侧（如果坐在凳子上，双手放在膝盖上）。或者双脚并拢，垂直站立。

（2）加意念“放松”或“通”：从头顶百会穴开始，头部放松，大脑放松。从颈椎开始，加意念“通”。意念运行的线路和上面站功加意念的线路一样，心里默默念着“通、通”，沿着脊椎下行，直到骶椎，然后气沉丹田。照此做法，一个部位可以多念几遍，慢慢地推着气血下行。经常做，就可以疏通中枢神经，使全身的经络、气血通畅。

2. 禅坐

（1）禅坐的方法有 3 种：天坐、地坐、天地坐。所谓天坐，就是把双脚放在双腿之上，盘腿而坐；地坐是把双脚压在两腿之下盘腿而坐；天地坐是一只脚在腿上，另一只脚在腿下盘腿而坐。无论哪种坐法，都要选择一个安静适宜的环境，避免他人干扰。坐的时候必须端正身心，排除杂念，心诚貌恭。坐时，把双手放在膝盖上，或者双手合十在胸前。

(2) 加意念：无论运气，或禅坐，都要加意念。加意念的方法同上。从颈椎开始加意念“通，通”，一直到骶椎，自上而下，不要往回想，让气血慢慢向下行。经常这样做，就可以疏通中枢神经。而且练坐功到一定程度，就能使经络、气血通畅。全身关节，尤其是双肩和膝部就会有一种松利舒适的感觉。

## 三、伸气运动

(1) 具体做法见“防治疾病的健身法”的第三个动作（本书第6页）。

这项运动看似简单，但做起来很累。开始做时，第1天可以不间断地做5分钟，第2天做10分钟，逐日延长时间。要想疏通中枢神经，必须坚持天天做，每次不间断地做20分钟以上才能见效。在我看来，这是疏通中枢神经，使全身经络、气血通畅的一个很好的方法。

(2) 加意念：在做伸气运动时，从百会穴开始，先加意念“放松”于头部，然后到颈部、双肩、两臂、胳膊肘、前臂、手腕、手掌、手指，再到手心。此时，最先的异样感觉就是手指发麻，接着手心发热。有了这种感觉之后，再从颈椎→胸椎→腰椎→骶椎向下想，加意念“通、通”。由上而下想，不要往回想。开始可能找不到感觉，要多想一会儿，让气血与意念慢慢地同步向下行。气血下到哪里，哪里就会有一种微微发热的感觉。当你的整个脊背都感到微微发热时，你的中枢神经就通了。做这项运动，需要毅力和耐心，要不怕苦，不怕累，坚持大强度地进行锻炼，就能成功。当中枢神经和全身经络疏通之后，不仅可以激活自身抵御疾病的本能，同时也增强了自身的自我调节能力。

## 四、推拿背俞穴

前3种办法都是靠自己操作，自己坚持锻炼就可以达到应有的效果。第四种方法必须要他人帮忙，两个人结成一对，互相推拿。或夫妻之间，或朋友之间定期互相推拿。推拿的办法是：一人俯卧在床上，另一个人站在床侧面，双手重叠重压背俞穴，自上而下推拿。或把双手十指相扣，用手背叩击对方的背俞穴，自上而下，由轻到重叩击，每天至少一次，每次 10 分钟。经常这样做，不仅可以疏通中枢神经，还可以治愈许多其他疾病和疑难杂症。

如果不便找人帮忙，这种推拿背俞穴的方法还可以用撞树（或撞门框）的方法代替。在户外撞树，在家里可以撞门框，每天坚持做一次，每次撞 100 下以上。如果晚上睡眠不好，可以在睡觉前撞门框，撞完之后，就去睡觉。

我有一位朋友，以前她身体很不好，6 年前她开始撞树，每天清晨不间断地撞树 200 ~ 300 下。现在她已经 64 岁了，红光满面，脸上没有一点老年斑，看上去像 50 来岁的人。

通过这样的锻炼，可以疏通中枢神经，使全身经络、气血通畅，不仅可以增强体质，增强自身抵御疾病的本能，还可以健美，使自己拥有一个完美的身材。

# 第四章　从人体结构和经络走向揭秘病因，用科学健身法+推拿防治疾病

很多疾病都能从身体内找到病因，找到病因才能对症治疗。有许多病之所以久治不愈，就是因为头痛医头，脚痛医脚，没有找到真正的病因。如河南有位 13 岁的男孩叫尚天佑（化名），得了一种怪病——睾丸痛，痛起来，疼痛难忍。几年来家长多次带他到多家大医院诊治无效。通过多方检查，花了多少钱不说，孩子也吃了不少苦，得出的结论是“膀胱壁厚”，这显然不是真正的病因。因此，疾病不仅久治不愈，而且病情越来越重，孩子只好休学。

其实孩子的病因很简单，是由于发病几个月前的一次椎裂手术留下的后患。手术的位置就在中髎穴和上髎穴之间，显然是手术伤着了督脉，督脉通生殖器。随着年龄的增长，这种疼痛越来越加剧。找到了病因后，经过推拿、按摩，再加上有针对性的分阶段锻炼，虽然孩子的病还没有痊愈，但已经不影响上学读书了。

我给孩子的妈妈发信息，建议让他在学习之余，每天坚持做伸气运动和仰卧起坐，以便尽快完全康复。她给我的回复是：“一定记住您的叮嘱，争取早日完全康复。我替孩子向生命中的贵人说声：谢谢！”

类似这样的例子还有几个。我相信很多病，只要能及时找到发病的原因，就有治愈的可能。

在本章里，我列举了30多种防治疾病的方法。这些都是我本人的自我锻炼和保健，或是我本人帮亲朋好友治愈疾病的实录。这里我把它们奉献给更多的朋友，请大家酌情使用。

## 一、足不出户就能治疗颈椎病

颈椎病，临床上又称颈椎综合征。当颈椎及其周围的软组织（后纵韧带、黄韧带、脊髓鞘膜等）发生病理改变，导致颈动脉、颈部脊髓和交感神经受到压迫，就会引起颈部疾患。颈椎病不仅会引起颈部痛、肩臂痛、肩胛上背痛、胸前区痛，严重时，还会引起眩晕、手臂麻木、肌肉萎缩，甚至上肢瘫痪。

据有关资料显示，颈椎病如今已居各种疾病的发病率之首。发病的原因很简单，多数是由于一个姿势坐得太久，过于疲劳，使颈椎长期劳损所致；或是由于颈部骨质增生；或是颈部韧带增厚，导致椎管狭窄，致使颈椎脊髓、颈动脉受压所致。

此病分布很广，不仅中老年人多有颈椎病，在年轻人中，也不乏此类疾患，特别是开车族、白领族，以及常在电脑、电视、办公桌前坐得太久的人。这种病比较顽固，特别是退行性颈椎病，病变非一日之寒，治疗起来就比较麻烦。有的人花了上千元，甚至数千元，也没有彻底治好。

这里我所说的“足不出户”就能治疗颈椎病，意思有两层：一是，只要你家里有一平方米的空地方，就可以进行治疗锻炼。二是，治疗起来也不像人们所想象的那么难，只要你锻炼有方，坚持锻炼，颈椎病自然就会好。当然啦，如果你能走出家门，到空气新鲜、环境优美的地方进行锻炼，配合呼吸新鲜空气，治疗的效果会更好。

颈椎病的防治方法有以下5种。

**【方法1】**引颈翘首

**【预备姿势】**直立，两脚分开与肩同宽，双手叉腰，拇指在后。

【做法】

（1）头先向左边歪6次，尽量让耳垂接触住肩膀头（图4－1）。头歪向下时呼气，向上时吸气。然后，头向相反方向歪6次，方法同上（图4－2）。

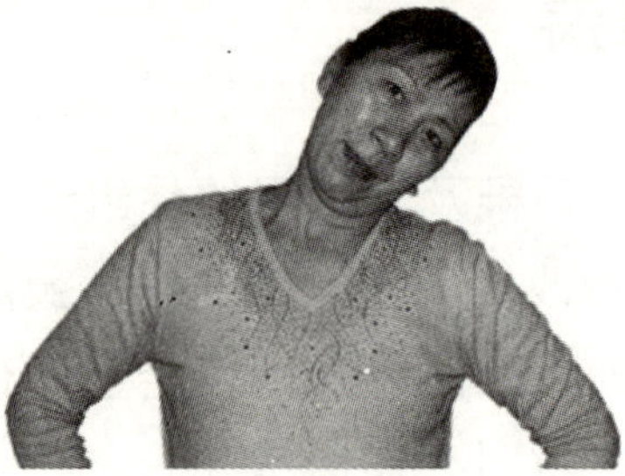
图4－1

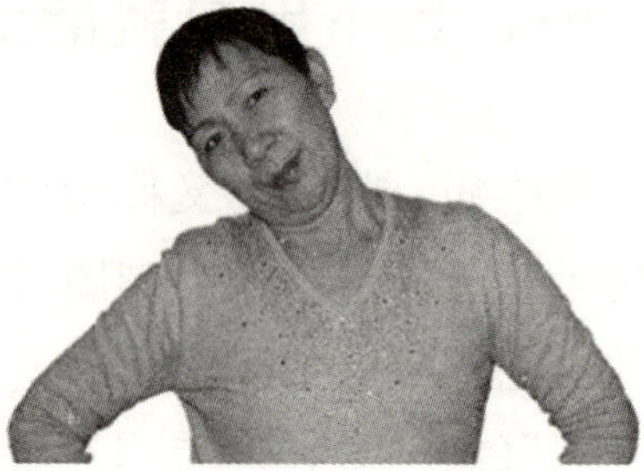
图4－2

（2）低头下探6次：下颏尽量沿着胸前向下探，把颈椎拉展（图4－3），同时呼气。然后下颏上抬，收回。简单地说，就是用下颏在胸前画“O”。然后抬起头，睁大眼看天（图4－4），同时吸气。如此反复做6次。

（3）头从胸前向左边由下而上，再由上而下回到胸前旋转1周，共旋转3次，头向下时呼气，向上时吸气。然后再向相反方向转3次，方法同前。

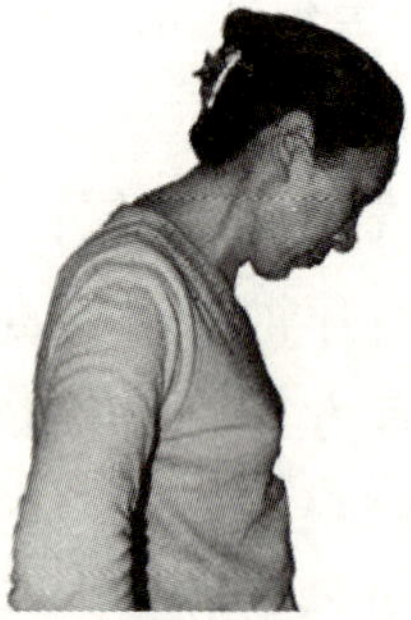
图4－3

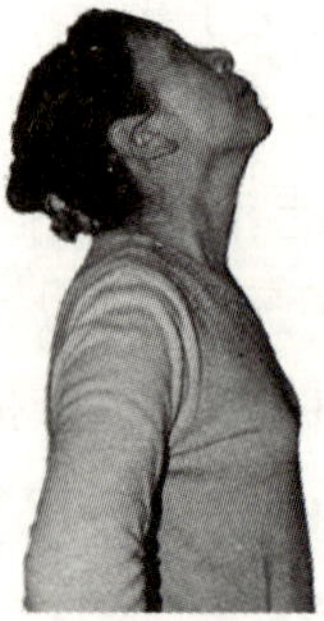
图4－4

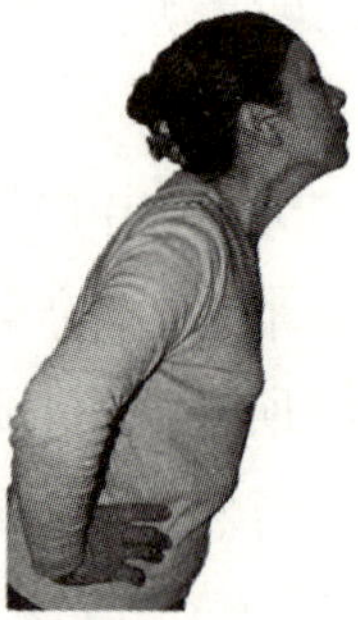
图4－5

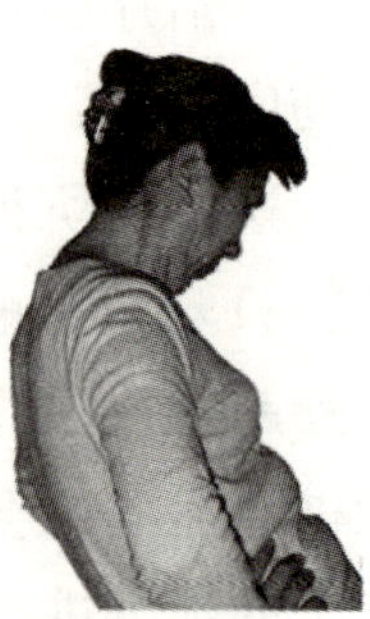
图4－6

（4）仙鹤点水：把下颏高高抬起，然后向前引颈探腰，拉伸颈部（图4－5）。然后再向下（图4－6），沿着胸前拉回，还原。如此动作反复做6次。

【功效】

（1）向左右方向歪头，直接拉动颈椎椎体间的韧带，使骨骼肌中的结缔组织和毛细血管增多，进而可以增强椎体之间的稳定性和灵活性，可以防止颈椎骨质增生。

（2）头向左右旋转、前仰后合，直接拉动胸锁乳突肌、头夹肌、肩胛提肌、斜方肌等，不仅能使肌原纤维变粗变长、肌细胞增大，强筋壮骨，还可以使颈部经络、气血通畅，防止颈部的肌肉和韧带僵硬、退化。同时还可以牵动风池、风府、天柱等穴位，有利于改变大脑供血不足的现象，加快血液循环，使颈椎保持灵活性。

【防治】

（1）强直性颈椎病。

（2）颈椎骨质增生。

【注意事项】

（1）向左、向右旋转时，开始要慢慢做，以免眩晕。

（2）呼气、吸气时，用逆呼吸法，用鼻子吸气，用嘴呼气。同时需要长呼长吸，尽量排出肺内的浊气，吸进新鲜空气，用呼气、吸气控制动作的快慢。

【方法2】望天长呼

【预备姿势】直立，双脚并拢，两臂自然下垂。

【做法】

（1）双手从身边拉起，抱拳到胸前，同时吸气。双手交叉，右手在外。

（2）双拳用内力向左右拉开，伸开双手，右手手心向上，用力上举托天。同时左手手心向下，用力按地。目视前方，同时呼气（图4－7），然后再吸一口气。

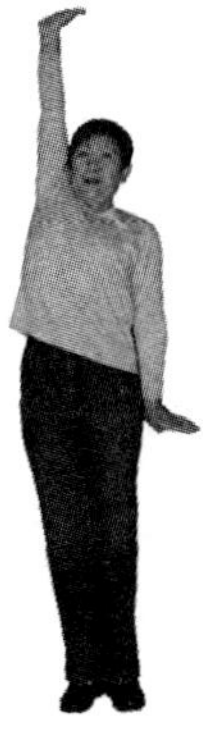

图4－7

（3）用力向后甩头，仰脸望天长呼，这是一呼。连着长吸长呼3次，叫三呼。

（4）随着第3次长呼，右手转掌下扣，同时左手转掌向上，双手呈抱球状到胸前（图4－8）。

（5）双手转掌扣丹田（图4－9），吸气。然后双手下推呼气，还原，这是第1遍。

第2遍，左手在外，上举托天，右手向下按（图4－10）。随着第3次长呼，左手转掌下扣，同时右手转掌向上，双手呈抱球状到胸前（图4－11）。然后双手转掌扣丹田，吸气。接着双手分开，下推，还原呼气。如此左右反复交替，各做3遍。

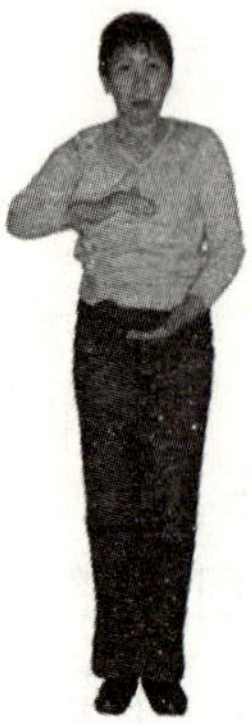

图4－8

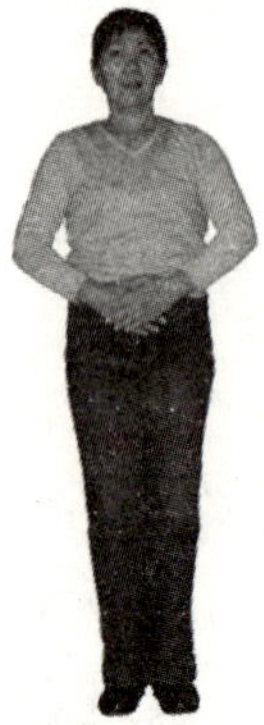

图4－9

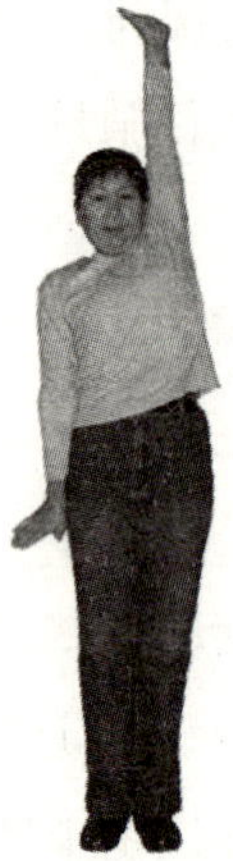

图4－10

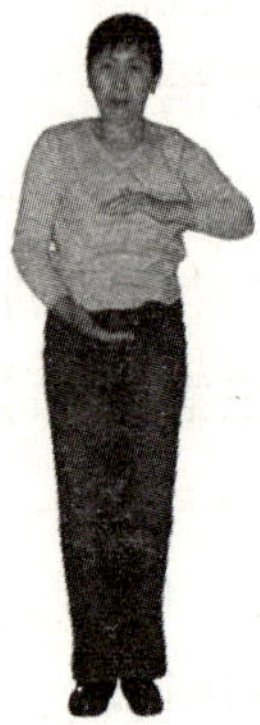

图4－11

**【功效】**

（1）由于长时间低头工作，常常会使颈部肌肉和后纵韧带强直、僵硬。反复仰脸望天可以矫正这种强直和僵硬。

（2）颈椎骨质增生是常见多发病。其发病的原因是由于长时间坐姿不当，使颈部椎体与椎体之间的稳定性受到破坏，骺软骨为了稳定椎体，就要填充孔隙。在椎体与椎体之间的骺软骨钙化后，就形成了骨质增生。低头、抬头、转头、向后甩头，可以加大颈椎椎体间的滑膜层，使椎体与椎体之间更加稳固、灵活，进而可以防治颈部骨质增生。

（3）上手托天，下手按地，可以调理脾胃，增强食欲。

**【防治】**

（1）强直性颈椎病。

（2）颈椎骨质增生。

（3）脾胃不好，食欲不振。

**【方法3】**左右后眺

**【预备姿势】**直立，双脚并拢，两臂自然下垂，双手手心紧贴裤缝。

**【做法】**

（1）挺胸收腹，头向左后方转，双肩不动，脚尖点地，身体向上拔高。目视左后方，同时吸气，右手手心向前（图4－12），然后还原呼气。

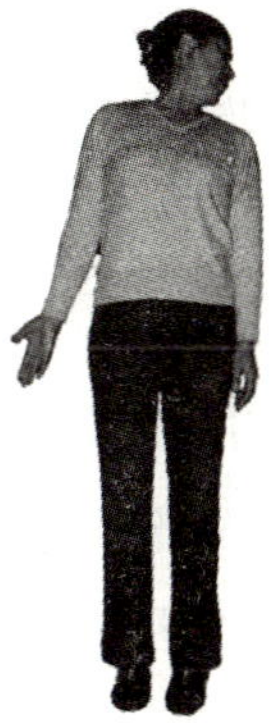

图4－12

（2）挺胸收腹，头向右后方转，双肩不动，脚尖点地，身体向上拔高。目视右后方，同时吸气，左手手心向前。然后还原呼气。如此左右反复，各做6遍，共12遍。

**【功效】**

（1）左右后眺时，双肩不动，用力扭动颈部向后看，不仅可以拉动颈部的韧带和肌腱，同时也牵动风池穴和天柱穴，可以治疗强直性颈椎病。

（2）当眼睛向后看且吸气时，挺胸收腹，身体挺拔。同时与头相反方向的手转动成手心向前，而且手仍然贴近腿。这种做法能大强度拉动大肠经、肺经、心经、心包经等经络，有利于牵动五脏，上下贯通。因此，做完这一套动作后，运动者常常会有上打嗝下放屁的现象出现。

**【防治】**

（1）强直性颈椎病。

（2）腹胀、胸闷气短。

**【注意事项】**当目视左后方或右后方时，只转动颈椎，双肩始终保持不动。

**【方法4】**伸气运动

如果你的颈椎病比较重，做以上几种运动可能见效慢，可以再做伸气运动。

**【预备姿势】**直立，双脚并拢，两臂自然下垂。

**【做法】**双臂从身体两侧拉起，翘掌，伸直两臂，两臂与身体呈45度，上下耸肩。意念在颈部，心里可以想着“通、通”，嘴里也可以默默念“通、通”。

**【功效】**

（1）伸气运动直接牵动大脑、小脑、脊髓和五脏；可以疏通中枢神经，增强干细胞活力，加速颈部血液循环，防止机体老化。这对于颈椎病有很好疗效。

（2）根据运动生理学的原理，心想到哪里，心脏就可以把血液送到哪里。所以，加意念的办法，可以加快血液循环，活血化瘀，使颈部经络、气血通畅。

（3）用耸肩的办法，大强度运动肩髎、肩井、天柱、大椎、肩中俞、肩外俞等穴位，可以拉动颈椎，使颈椎韧带变柔软，气血运行通畅，增大颈椎骨间的滑膜层，有利于养分的分泌和吸收，可以稳定颈椎，防治颈椎骨质增生。

**【防治】**

（1）颈椎综合征（颈椎病）。

（2）大脑供血不足。

**【方法5】**揉天柱和风池穴

**【做法】**

（1）揉两侧的天柱穴：用左手的食指、中指和无名指揉右边的天柱穴，用右手的食指、中指和无名指揉左边的天柱穴。

（2）把双手手指弓起，用十指的指端干梳头后，双手抱头顶，用拇指揉左右两侧的风池穴。然后，拇指按住风池穴，再用其余8个指端，自上而下推玉枕、风府、哑门、大椎几个穴位，反复推揉3次。

**【功效】**推揉上述穴位，可以健脑，改变大脑供血不足现象；增强心肌，促使颈部血液循环，进而可以延缓颈部肌肉退化，防止退行性颈椎病发生。

**【防治】**颈椎病。

**【病例】**以上治疗颈椎病的方法既简单又易学，见效快。所以这几年来，用以上方法治愈颈椎病无数。严重者，一年内曾因颈椎病住院三四次，用上述方法锻炼后，不仅颈椎病好了，也改善了以前体弱多病的体质。

（1）广西壮族自治区北海市有位白女士，50 多岁。2002 年因为颈椎病不能上班，也不能开车，别人和她打招呼，她也不敢回头。用上述方法锻炼 2 个月后，颈椎病基本痊愈，至今她还在用上述方法锻炼。她又把这些方法传给她的朋友们，也取得了很好的效果。

（2）西安有位刘女士，40 多岁，颈椎病很严重，曾因颈椎病一年内多次住院。2004 年 11 月我见到她时，她才从医院出来 2 天。医生给她开了许多药，并要她多休息。用上述方法锻炼 1 个多月后，她打电话告诉我，她的颈椎病好多了，别人和她打招呼，她也可以“回头”了。从此，她再也没有因颈椎病住过院。

（3）郑州的杨女士，60 多岁，患颈椎病 10 余年，每年都因颈椎病花费数千元。2009 年 8 月由朋友推荐她来找我时，颈部还贴着大膏药。锻炼 2 天后，我让她把膏药去掉了。用上述方法锻炼几天后，颈部感觉良好。几个月之后，颈部不再疼痛，颈椎病基本痊愈。

类似这样的病例还有许多，不再赘述。

此方法治疗颈椎病行之有效，深受广大患者的欢迎。需要指出的是，颈椎病的治疗不是一劳永逸的事情，如果你不好好保护颈椎，平时不注意生活方式，很容易反复。所以患颈椎病的朋友，用上述方法治好后，每天最好抽出几分钟时间，做一做“引颈翘首”和“伸气运动”，这可以使颈椎保持健康状态。

## 二、如何防治脑动脉硬化

脑动脉硬化是中老年人的常见病，60 岁以上的老年人更是多见。

形成动脉硬化的原因很多，主要是因脑部组织细胞得不到充足的氧气和营养物质，使脑部有关部位组织细胞衰老、动脉内膜损伤，血脂在动脉壁沉积，形成脂肪块，造成动脉狭窄，血液循环不畅而形成的。高血压、高血脂、糖尿病、抽烟、肥胖、大脑过于疲劳、爱过夜生活、不喜欢运动的人，动脉硬化的概率都比较高。

脑动脉硬化常常引发许多疾病，如加剧大脑供血不足，使微脑血管不通畅引起头痛，眼底动脉硬化引起视力衰退，记忆力减退等。严重者还可能引发心脑血管病。运动是治疗动脉硬化的良药，因为适当的运动可以消耗过剩的热量和脂肪，降低血液的酸性；可以疏通经络，活血化瘀，加速血液循环。经常做一些有针对性的锻炼，可以防治脑动脉硬化。具体锻炼方法有以下 4 种。

**【方法 1】**十指叩头

**【做法】**把双手手指弓起，用十指指端叩击头部。先从耳朵上方叩起，连续叩击 6 次。然后双手有规律地旋转着叩击头部，由小圈到大圈，直到把整个头部叩击 1 遍，再由大圈到小圈，回到原来的位置。如此反复叩击 3 遍。

**【功效】**

（1）十指指端叩头直接震动脑膜中动脉和微脑血管，可以软化脑血管，疏通和修复微脑血管。同时还可以加速头部血液循环，增加血管的弹性和韧性。

（2）“十指叩头”可以疏通经络，活血化瘀，使头部经络、气血通畅，改变大脑供血不足的现象，加速血液循环和新陈代谢，延缓器官老化。

**【防治】**

（1）大脑动脉硬化。

（2）神经性头痛。

**【方法 2】**干梳头，揉风池，揉压百会

【做法】具体做法见“足不出户就能治疗颈椎病”方法 5（本书第 52 页）。

【功效】

（1）用十指指端干梳头，梳理大脑皮层，疏通微脑血管和头部经络，可以加速血液循环，使头部经络、气血通畅。

（2）反复梳理头部，可以增加血管的弹性和韧性，清除血管管壁的沉积物，修复受损的内膜和微脑血管，加速血液循环。

（3）揉压百会穴可以加速头部血液循环，改善大脑供血不足的现象。

（4）用 8 个指端推揉玉枕、风府、大椎穴，不仅可以加速头部血液循环，软化脑动脉，醒脑明目，还可以防治风寒感冒，降血压。

【防治】脑动脉硬化。

【方法 3】揉天柱穴

【做法】具体做法见“足不出户就能治疗颈椎病”方法 5（本书第 52 页）。

【功效】揉天柱穴可以上牵动脑，下牵动脊髓。常揉天柱穴，可以加速血液循环，软化脑动脉，疏通头部经络，改变大脑供血不足的现象。同时还可以防脱发、降血压。

【防治】

（1）脑动脉硬化。

（2）大脑供血不足。

【方法 4】伸气运动

【做法】具体做法见“足不出户就能治疗颈椎病”方法 4（本书第 51 页）。

【功效】

（1）伸气运动牵动脑、脊髓和五脏。强有力的耸肩运动直接牵动中枢神经和周围神经，可以疏通中枢神经，增强十细胞的活力；增强心肌，加速血液循环，防止气血瘀滞。

（2）连续不停地耸肩，不仅可以运动到肩井、巨肩、肩髎、大椎等穴位，随着气血下行，还可以运动到肺俞、心俞、膈俞、肝俞、肾俞等背俞穴。这可以使肌细胞增大，使骨骼肌中的结缔组织和毛细血管增多，进而可以增强体质，使全身经络、气血通畅，延缓衰老。

**【防治】**

（1）脑动脉硬化。

（2）大脑供血不足，缺血、缺氧。

## 三、如何防治微脑血管阻塞

微脑血管不通也是一种常见多发病，由此引起的心脑血管病更是屡见不鲜。微脑血管受阻发病的原因比较复杂，如大脑供血不足、气血不通畅、过度喜怒哀乐、动脉硬化、身体受外伤等，从而使血管内壁瘀滞或受损所致。其症状多是头部感到麻木，或局部麻木、疼痛。重者会引起重头痛或局部头痛。更严重者就会引起脑血栓或脑出血。因此，平时要加强体育锻炼，用适当的方法锻炼可以疏通经络、活血化瘀。常用的锻炼和防治的方法有以下 4 种。

**【方法 1】**十指叩头、干梳头

**【做法】**具体做法见“如何防治脑动脉硬化”方法1 和方法2（本书第 54 页）。

**【功效】**

（1）头部是微血管最密集的部位，用十指指端叩击头部，可以疏通脑血管，增强脑血管的韧性和弹性。如果已经形成微脑血管阻塞或断裂，用十指叩击头部和干梳头，可以活血化瘀，修复受损的微脑血管，进而可以加速头部血液循环，防止微脑血管阻塞。

（2）干梳头还可以使皮下的肌细胞增大，清除血管内壁的沉积物，加速血液循环。

**【防治】**微脑血管阻塞。

**【方法2】**叩击太阳穴

**【做法】**双手十指弯曲，同时叩击双侧的太阳穴。叩击力度逐步加大，连叩30下。

**【方法3】**揉压双侧的劳宫穴、内关穴、曲泽穴和太冲穴。

**【做法】**用拇指揉压上述穴位，每个穴位30下。手法由轻到重。

**【功效】**

（1）叩击太阳穴，可以疏通脑血管，加速血液循环，改善大脑供血不足。同时还可以防止脑血管瘀滞和硬化，使头部和眼部气血通畅。

（2）揉压上述穴位，可以增强心肌功能，加速血液的流量，疏通心脑血管，改善大脑供血不足的现象。

**【防治】**微脑血管阻塞。

**【方法4】**叩击前胸和锁骨下方

**【做法】**双手握空拳叩击前胸30下。然后再用空拳同时叩击双侧锁骨下方各30下。最好用腕力叩击，叩击的手法由轻到重。

**【功效】**前胸和锁骨下是心脏和头部之间主要动脉和静脉循环的通道。经常叩击这几个地方，可以增强心肌，加速血液循环，改善大脑供血不足的现象。同时还可以疏通心脑血管，防治脑血管瘀滞和心血管阻塞。

**【主治】**

（1）微脑血管瘀滞。

（2）大脑供血不足。

## 四、用自己的双手轻松治疗神经性头痛和偏头痛

头部是经络穴位最密集的部位，经络、气血皆上汇于头部。因而无论外感或内伤，都可能通过经络、气血直接或间接地影响到头部。

症状表现主要为后头痛、前头痛、偏头痛、头顶痛或满头痛。有的疼痛点不固定，随时转移。严重时还会出现头部神经痉挛，使头部疼痛难忍。这种疼痛多为阵痛，时重时轻。

在当今的快节奏社会里，竞争和压力越来越大，头痛也是发病率很高的疾病，特别是对于上班族，常常因为头痛影响工作和生活。有这种病的人，常常靠吃止痛片、头痛粉度日。吃这样的药也可以止痛、调节神经，但是治标不治本。更麻烦的是，止痛类的药往往都带有麻痹神经的作用，久而久之会损伤脾胃，影响食欲，使用不当还会衍生其他病症。上班族发病的原因多数是因为大脑过于紧张，或压力过大，引起神经痉挛，或微脑血管不通畅所致。

无论何种原因引起的神经性头痛，大多是头部微血管不畅通所致。“痛则不通，通则不痛”，不通的面积越大，疼痛得就越厉害，严重时，会引起心脑血管病。如果你真的是神经性头痛，经仪器检查，确认头痛不是其他因素（如肿瘤或头部外伤之类）造成的，那么，用双手就能治愈你的头痛病。治疗方法有以下 6 种。

**【方法 1】**十指叩头

**【做法】**具体做法见“如何防治脑动脉硬化”方法 1（本书第 54 页）。

**【注意事项】**反复叩击头部，每天早晚各 1 次，或疼痛时就叩击。叩击的手法是由轻到重，重度视个人的承受力而定，相对而言，越重越好。如果有会气功的朋友，让他（她）帮你叩击，效果会更好。因为会气功的人，叩击有渗透力。

**【方法 2 和 3】**揉风池、天柱穴。

**【做法】**具体做法和功效见“如何防治脑动脉硬化”方法 2 和方法 3（本书第 54、55 页）。

**【方法 4】**推拿穴位

**【做法】**揉完天柱穴之后，拇指按住风池穴不动，其余8个指头并拢，食指在前，由上而下，从脑户穴一直推到大椎穴，连推6次。

**【方法5】**干梳头

**【做法】**具体做法和功效见“如何防治脑动脉硬化”方法2（本书第54页）。

**【方法6】**揉劳宫穴、内关穴和曲泽穴

**【做法】**用拇指揉以上穴位，手法要由轻到重，每个穴位揉30下。

**【注意事项】**

（1）用十指指尖叩击头部时，不要乱叩，要有规律地旋转着叩击，这样可以帮你捋顺思维。

（2）最好按照以上5种治疗方法的顺序进行治疗。

**【功效】**

（1）叩击头部、揉风池穴和天柱穴等方法，可以促进血液循环，增强脑血管的韧性和弹性，修复因血管受阻而损伤或断裂的部分。

（2）按摩和推拿穴位，可以增强心肌功能，使大脑得到充分的血液和养分，改变大脑缺血、缺氧的现象。

（3）可以加速血液循环，避免血液在血管内滞留，进而可以使头部经络、气血运行通畅。

（4）用以上方法治疗神经性头痛，可以立竿见影，但不能一次治愈。所以要每天坚持做。轻者几周可以解决问题。重者需要几个月，或更长一点时间。为了防止复发，最好按照上述方法经常做一做。

**【防治】**神经性头痛和偏头痛。

**【病例】**

（1）孙先生，30多岁。6岁时因和小朋友玩要伤了眼睛。手术后医生对他父母说：“他的眼睛已经没有问题了，但是随着年龄的增长，他会感到头痛。”

当他十几岁时，已经有头痛的感觉。随着年龄的增长，病情越来

越重。20多岁时，几乎天天头痛，有时疼痛难忍。刚开始痛时，吃药还能缓解疼痛，到后来吃什么药都不见效。头痛频频发生，一天发作几次，而且痛得越来越严重，出现痉挛性头痛，痛起来只想抱头撞墙。在无可奈何的情况下，我抱着试试的心态，用“十指叩头”、推拿、按摩等方法给他治疗。没想到第2天他的疼痛就减轻了许多，即使疼痛发作，也能忍住。几天之后，他学会照此治疗方法自我治疗。经过一段时间的治疗，他的头痛病就痊愈了。

（2）王女士，60多岁。退休前夕大病一场，做完手术后，时常感到头痛，而且是无规律的痛。用药物治疗，两年过去了，还是时轻时重。用上述方法锻炼1个多月后，头痛病痊愈。

类似病例还有许多，在此不再一一赘述。我坚信，有神经性头痛病的朋友，只要你能坚持锻炼，不但能使你的头痛病痊愈，十指叩击头部的方法还可以使你固发醒目，增强记忆。

## 五、血管性头痛的判断和治疗

一般情况下，头痛的原因如果不是伤风感冒或脑瘤引起的，往往就是神经性头痛或血管性头痛。微脑血管不畅通引起的头痛，用治疗神经性头痛的方法可以很快缓解症状。如果头痛不是很严重，几天就可以痊愈。如果出现用上述治疗神经性头痛的方法不能治疗的头痛，而且是比较严重的（经检查不是脑瘤）串着痛时，你可以用手心捂住疼痛的部位，如果手心有炙热感，就可能是血管性头痛。根据头痛的部位不同，治疗的方法有以下几种。

（1）如果疼痛的部位在右侧头顶，就用右手的食指和中指，重压揉右侧的脑膜中动脉3分钟（脑膜中动脉在听会穴的下面），然后再沿着颞浅动脉（听会、听宫、耳门、曲鬓等穴位经过处）向上推1分钟。停几秒后，照上述方法再做3遍。然后再沿着颞浅静脉和耳后的颈外静脉向下推1分钟。照此法做，当时见效，坚持每天做3遍，数日后会痊愈。

（2）如果是左侧头顶痛，照上述方法揉压左侧的相同部位即可。

（3）如果疼痛的部位在头的右侧上后方，用右侧的食指、中指和无名指揉耳后动脉和耳后静脉，重揉 3 分钟。然后还用这几个手指，沿着耳后，从天冲穴向下推，直推到下颌后静脉，连推 6 次。停几秒后，照上述方法再做 3 遍。接着再用这几个指端揉右侧的天柱穴 1 分钟即可。照上述做法，每天做 3 次。

（4）如果是头的左侧后上方痛，用（3）的办法揉压对应侧的穴位即可。

总之，血管性头痛就沿着痛区的脉络和经络寻找病源，然后可以用反复揉压、推拿的方法进行治疗。

（5）少儿常按摩脑膜中动脉区不仅可以增强对疾病的抵抗力，还可以开发智力。

在我国民间早就流传着“拽拽孩子的耳垂，孩子长大聪明”这样的谚语。现在看来，其科学根据就是：耳垂的前面就是脑膜中动脉区，常揉脑膜中动脉，可以促使大脑的发育。这可以从婴儿做起，直到青少年。母亲在给婴儿喂奶时，可以用手轻轻捏捏婴儿的耳垂，促使婴儿的脑膜发育，增强脑膜对疾病的抵抗力。青少年用拇指和食指捏住耳垂，拇指在后，捏住翳风穴，经常揉一揉，不仅可以开发智力，还可以使自己耳聪目明。成年人经常揉一揉这个部位，可以缓解大脑疲劳，防治血管性头痛。

**【病例】**

（1）我本人曾经患高血压两年多，几个月前才治愈。治愈后还有轻微的头痛，用治疗神经性头痛的办法治疗不见效，而且越来越痛。我只好服用治疗神经性头痛和血管性头痛的药物。服药后疼痛感有所减轻，药力过后，仍然疼痛。我又服用疏通脉络的药也无效。全家人都劝我上医院去，我拒绝了，因为我的头痛是串着痛，我觉得没有实质性的病变。

连着 3 天，一天比一天严重。我忍着痛，翻阅资料，沿着疼痛区寻找经络和血脉的走向，终于找到了病因：这是因为血压降下去后，没有及时疏通脑血管，脑膜中动脉不通畅所致。我用右手重压右侧脑膜中动脉区，头顶的疼痛部位感到发木，这就证明我的判断是正确的。我用上述方法治疗，两天之后（也就是第5天）就好了。

（2）张女士，50多岁，患偏头痛20余年，每天清晨起来头就痛，阵痛和隐痛交替出现，通过多种方法治疗都无效。用治疗神经性头痛的办法（叩击、按摩、推拿、点穴等）仍然无效。使用上述治疗方法1天后就见效。3天后，很少出现阵痛现象，有时候清晨起来，感到头部很轻松。即是偶尔有时候痛，也是串着痛，用上述方法治疗一下，就会缓解。因为她患病的时间过长，不会很快就能治愈，需要一个过程，现在仍在治疗之中。

另外还有两位朋友用上述方法治疗这种病，效果也很好。

## 六、治疗面部痉挛要先找到病灶

面部痉挛为局部性肌肉痉挛，此病多因感受风寒湿冷、受精神刺激、运动疲劳，或睡眠不足，引起面部微血管血流不通畅，甚至血管坏死、断裂。其症状表现为局部肌肉痉挛、疼痛、面部麻木、功能性障碍等。

中医有句名言：“痛则不通，通则不痛。”面部痉挛和神经性头痛同属经络、气血不通畅所致。因此，治疗面部痉挛需要先找到病灶，用疏通经络、气血的办法，可以治愈病痛。治疗方法可选择以下2种。

**【方法1】**找病灶

**【做法】**用单手，把五指弯曲叩击面部，轻轻叩击，直到找到最疼痛的点为止（那个最痛的点就是病灶）。

**【方法2】**叩击加按摩

**【做法】**

（1）用食指、中指和无名指叩击阿是穴（病灶区）60次，手法由轻到重。

（2）双手手心用力对搓，至少60次，直到发热起静电为止。再用单手按摩病灶区，按摩的力度逐步加大，直到病区发热为止。

（3）逐步扩大按摩范围。最后用双手按摩整个面部，直到面部发热。按摩的线路有2条：①双手托住下颏，用大鱼际按摩面部，自下而上推至耳端的曲鬓穴，连推3次。②用双手托住下颏，从大鱼际按摩面部，一直推到太阳穴。同时双手中指从迎香穴→上迎香穴→睛明穴→印堂穴，直推到神庭穴，连推3次。

按照上述方法，每天至少做3遍，病重者，可以再多做几遍。

**【功效】**用叩击的办法可以振动经络和微血管，疼痛感最强的地方就是病灶。再加上按摩和推拿，可以通经活血，修复麻木、断裂的部分，使面部气血通畅。这样做还可以滋润面部皮肤，减少皱纹，不长老年斑，延缓衰老。

**【防治】**

（1）面部痉挛。

（2）面部麻木疼痛。

## 七、防治鼻塞、打喷嚏、流鼻涕的方法

鼻炎分急性鼻炎和慢性鼻炎。其因都是伤风感冒，外感风寒、风热所致。如果延续日久，即导致经络受阻，气血溢滞鼻腔，形成慢性鼻炎。其症状以鼻塞、流鼻涕、打喷嚏为主。严重者除以上症状加重外，还有呼吸不畅、夜眠不宁、白天不分场合打喷嚏等症状，既影响工作，也影响形象。

鼻腔是膀胱经的源头，又是肺之窍。久患鼻炎的人，流鼻涕、打喷嚏、鼻塞、闷气已成习惯性。治疗这种病症，有以下3种方法。

**【方法1】**推拿法

推拿的线路有3条。

（1）从迎香穴→上迎香穴→睛明穴→印堂穴→神庭穴→上星穴→囟门穴→前顶穴。

**【做法】**让患者坐在医者对面，医者站（或坐）在患者面前，（或自我治疗）用双手拇指沿着患者鼻子的两侧自下而上推（图4－13）。每到一个穴位时，要用力点压3秒。照此法，连推3遍。如果自我治疗，可以用中指向上推，其他做法同上。

（2）从迎香穴→上迎香穴→睛明穴→印堂穴→攒竹穴→太阳穴。

**【做法】**开始的推法同上。推过印堂穴之后，双手拇指分开推到其他两个穴位。

每到1个穴位，用力点压3下（图4－14），连推3遍。

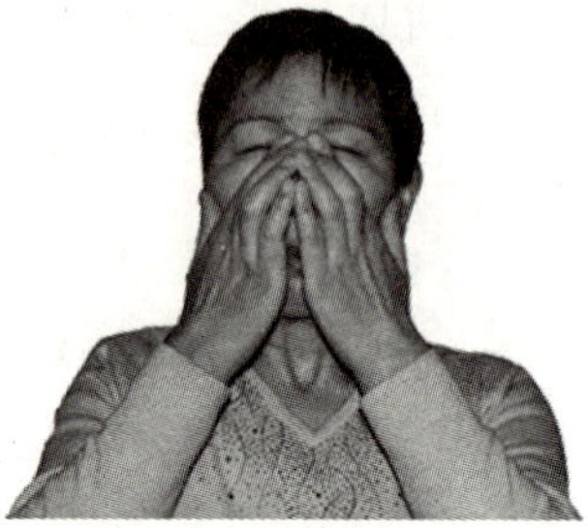

图4－13

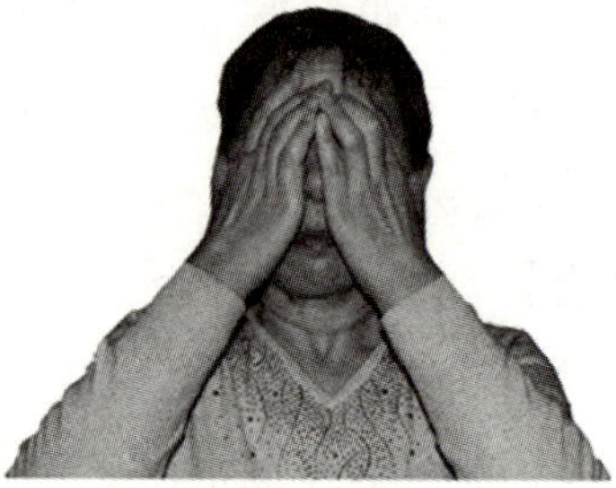

图4－14

（3）从迎香穴→上迎香穴→睛明穴→承泣穴→球后穴→瞳子髎穴→曲鬓穴→率谷穴→天冲穴。做法同上，连推3遍。

**【功效】**头的前区和侧区是治疗眼、鼻疾患的要区。推拿以上穴位，可以疏通经络，通窍明目，清热祛风。

**【防治】**

（1）鼻塞，流鼻涕不止。

（2）喷嚏不止。

**【注意事项】**推拿时，由轻到重，自下而上推，不可往下、往回推。每到1个穴位，要用力点压3下。

**【方法2】**揉风池、合谷，点压肺经穴

**【做法】**患者自己做。

（1）揉风池穴：用双手抱住头顶，拇指在后揉双侧风池穴，揉30下。

（2）揉合谷穴：用右手的拇指和食指揉左手的合谷穴30次，再用左手的拇指和食指揉右手的合谷穴30次。然后揉压双侧列缺、尺泽、云门和中府穴。

**【功效】**鼻腔是肺之窍。揉压上述穴位，可以疏通经络，通窍理气。

**【防治】**鼻塞。

**【方法3】**患者俯卧推拿

推拿线路：从大杼穴→风门穴→肺俞穴→心俞穴→膈俞穴→胃俞穴→肾俞穴→大肠俞穴。

**【做法】**让患者俯卧床上，医者坐在患者身旁，用双手自上而下推拿，手法可以重一点。连推6遍之后，医者再把双手扣住，手心相对，用手背沿着这几个穴位，自上而下捶击3遍。捶击的手法要由轻到重。

**【功效】**通经络，祛风寒，增强抵御疾病的能力。

**【防治】**鼻塞、过敏性鼻炎。

**【病例】**

（1）杜女士，大学副教授，30多岁。她平时忙于学业和工作，直到30多岁才怀孕生子。怀孕6个月时，我见到她，当时她带着大口罩，面色发黄，脸微肿，已经在家休息数月。

她平时就有慢性鼻炎。怀孕后病情加重，又不敢用药，使得她日夜不得安宁，常常头晕、胸闷气短，打起喷嚏就没完没了。她的丈夫也是大学教授，由于晚上照顾妻子，休息不好，白天上课总是昏昏沉沉。我按照上述第一种方法给她推拿之后，问她感觉如何？她长吸一口气，惊奇地说："感觉很好。我这半年来，都没有过这种感觉。"

自那以后，我每周给她推拿两次。她每天按照我教她的办法自己推拿，有时间就做。没想到3周后，她不仅摘掉了口罩，还骑着车上班去了。

（2）张先生，40 多岁。由于眼部疾患，手术后留下了鼻塞的后遗症，只能靠喷剂类药物来解决问题。使用上述方法治疗后，基本痊愈。

另外还有几例类似疾病患者经过以上方法治疗后都收到了较好的治疗效果。以上做法对于这类病见效快，但不可能 1 次就能治愈。这种病比较顽固，所以要坚持每天治疗。在症状消除后，也要继续治疗一段时间。

## 八、快速（5～15 分钟）解除疲劳

随着社会的发展，生活节奏越来越快，压力和竞争也越来越大，疲劳的人群也越来越多，由此衍生出来的疾病也越来越多，如颈椎病、胸闷气短、心力衰竭、脑梗死、脑溢血、高血压等。这些原本属于老年人的常见病，正在快速向年轻的人群中蔓延。

世界上任何物体的承受能力都有一定的极限。超越极限的时间过长，就会对该物体造成一定的损伤。人的身体也是这样，体力长期透支，轻则引发疾病，影响工作；重则缩短人的寿命。只有加强锻炼，张弛有度，才能既提高工作效率又可以保证身体健康。

根据运动生理学的原理，适当的运动，可以增强心肌的功能。如果人的大脑长时间处于紧张的思维状态，体内的血液运行就会失调，人的身体就会感到疲劳。在不影响工作的情况下，怎样使身体有张有弛，有劳有逸？如何快速解除疲劳？我想，这应该是大多数都市人希望解决的问题。

解除疲劳分两种情况：①在工间休息时间如何快速解除疲劳？②下班后回到家里，如何快速解除疲劳？

解除疲劳的理念是：静下心来，使身体放松，再用适当的方法，平衡阴阳，减轻头部的压力，让体内的血液运行恢复正常。

在一天的工作时间内，一般情况下，都有 10～20 分钟的工间休息时间。在这段时间里，多数人都是以办私事、喝水、聊天的方式度过。这样的方式也可以使大脑得到短暂休息，但不能解除疲劳。下面我给大

家介绍几种在这么短的时间里，比较好地解除疲劳的方法。

**【方法1】**用意念的方法解除疲劳

工间休息时，静静地坐在办公桌或书桌前，双脚平着地，两臂伏案，头轻轻伏在两臂上，静下心来，眼睛轻轻闭合。加意念“放松”：由头部沿着脊椎骨向下想到脚心，然后就一直想脚心，此时，您会有一种昏昏入睡的感觉。几分钟之后，当你睁开眼时，疲劳就缓解了许多，会有一种雨后清新的感觉。这样做的目的就是让气血向下行，减轻大脑的负担。

一开始，你可能做不到静心想脚心，那么你可以在平时洗脚时，有意识地做些训练：看看你的脚心里有几道纹，等再次做缓解疲劳的方法时，你可以在心里默默地数你脚下有几条纹。经过一段时间训练，你就能快速入静、入睡。这样，只需要几分钟时间，就可以缓解疲劳。

**【方法2】**用“运气”的办法解除疲劳

**【做法】**下班回到家里，如果感到很累，可仰卧在床上，两臂很自然地放在身体两侧，眼睛轻轻闭合，舌尖轻轻抵上腭。让意念“放松”，从头顶百会穴开始慢慢往下行，同时心里默默念着“头部放松”（连念3遍），默念到哪里，意念就到达哪里。接着默念“大脑放松”、“颈部放松”、“双肩放松”、“两臂放松”、“胳膊肘放松”、“前臂放松”、“手腕放松”、“手掌放松”、“手指放松”、“掌心（劳宫穴）放松”。然后是“前胸后背放松”、“腰部腹部放松”、“内脏（心、肺、肝、胆、脾、胃、胰脏、肠道）放松”。在这里要多想一会儿，由上而下放松。然后再默念“臀部放松”、“大腿根放松”、“大腿放松”、“双膝放松”、“小腿放松”、“脚踝放松”、“脚后跟放松”、“脚掌放松”、“脚趾放松”、“脚心（涌泉穴）放松”。开始在每个部位可以多念几遍，以便意念和气血同步运行。

然后再回到头部，从百会穴开始，让意念“通、通”，沿着脊椎往下走，直到脚心涌泉穴，快速过一遍。在这一遍的过程中，如果你身体有哪个部位感到特别累或痛，你可以在那个部位多停留一会儿，心里发出“通、通、通”，或者“散、散、散”的意念，让疼痛点散开。也可能一遍没念完，你就昏昏入睡了，那么你就静养几分钟。照此方法做，经过一段时间的锻炼，缓解疲劳需要的时间会更短，效果会更好。

**【注意事项】**

（1）在做运气的过程中，一定要静下心来，专心致志，杂念不生。

（2）意念要跟随默默念到的每个部位同步下行，不要往回想。

（3）让意念和思绪慢慢走，均匀地通过身体的每个部位。

**【功效】**

（1）根据运动生理学的原理，心想到哪里，心脏就会加速把气血送到哪里。意念通过神经系统的传导作用和心脏输布走遍全身，气血就可以在身体的各个部位正常运行。这不仅可以减轻大脑的负担，还可以调节内分泌，平衡阴阳。因而可以使全身经络、气血通畅，改善大脑供血不足或气血上涌、手脚发凉的现象。

（2）上班族过于疲劳的主要原因是用脑过度，气血上涌，因而形成暂时性的阴阳失调。如果这种现象得不到及时调理，时间久了，就会衍生其他疾病。利用运气的方法，让“放松、放松”的意念向下行，血液也随着意念向下行，可以减轻大脑的压力，使全身气血运行平衡，进而可以快速解除疲劳。

（3）气血向下行，可以降血压。

（4）大脑放松，全身放松，可以助你快速入睡。

**【防治】**

（1）劳累过度，全身酸困。

（2）头昏脑涨，四肢乏力。

## 九、晚上入睡慢或难，常常失眠怎么办

入睡慢或入睡难多数是由于心烦意乱、心事重重、心神不宁等原因所致。在现在的快节奏社会里，有这种情况的人也越来越多，人们

习以为常，见怪不怪。一般情况下，这不是病态。但如果这种现象不及时解决，不仅影响正常的作息，久而久之还会衍生其他疾病。要想改变这种情况，可以参考以下 6 种方法。

**【方法 1】** 床上运动——蹬腿

**【做法】** 仰卧在床上，两臂自然平放在身体两侧，双脚并拢伸直。

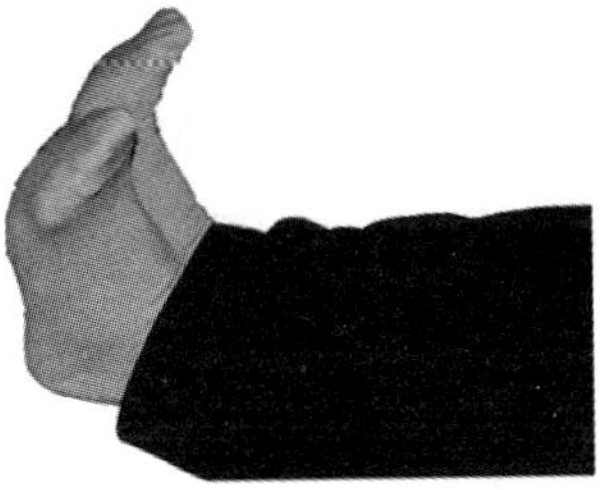

图 4－15

（1）双脚不离床，脚后跟用力向前蹬（图 4－15）。直到向前蹬不动时，双脚脚趾向下扣（图 4－16）。直到扣不动时，再向前蹬。如此反复，蹬 9 次，扣 9 次。

（2）双脚并拢向左旋转 9 圈（图 4－17）。当脚趾旋转到下面时，脚趾用力向下扣（图 4－18）。

当脚趾到上面时，脚后跟用力向前蹬，脚趾向上跷。然后再向相反方向旋转 9 次，其他运动方法同上。

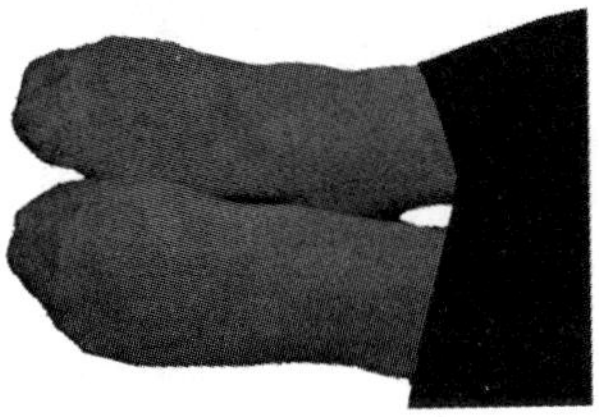

图 4－16

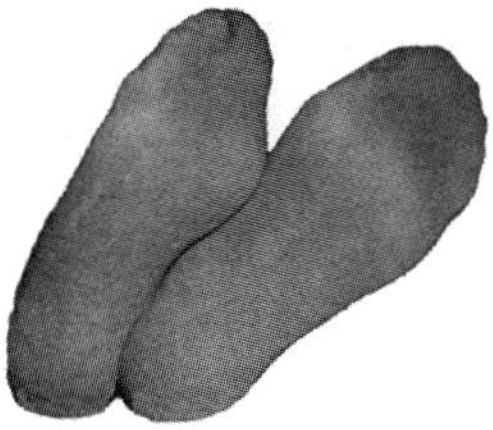

图 4－17

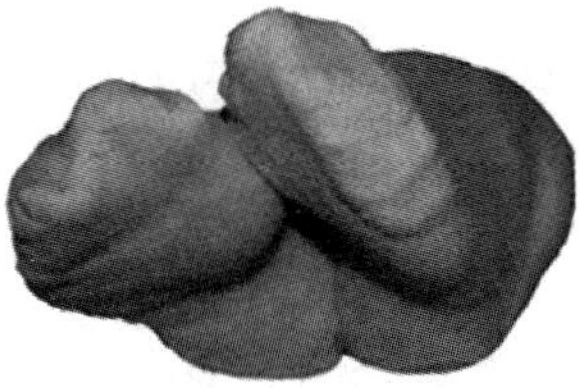

图 4－18

**【功效】** 这种运动看似简单，其实做起来也很累。做完之后，你会感到全身酸困乏力，自然就有了睡意。

**【方法 2】** 运气

**【做法和功效】** 具体做法和功效见“快速（5～15 分钟）解除疲劳”方法 2（本书第 67 页）。

**【方法 3】** 气沉丹田

【做法】仰卧在床上，眼睛轻轻闭合，舌尖抵上腭，双手叠合扣下丹田，然后再用意念“放松”进行运气。让意念“放松”从上丹田（印堂）开始，慢慢下行，经过睛明穴、上迎香穴到素髎穴，在此停留一会儿，只想素髎穴（鼻子尖）5 分钟，口中默默念着“1、2、3、4、5”或“阿弥陀佛”。然后让意念“放松”经过人中到舌根，沿着任脉向下行。到中丹田（胸口处）时停一会儿，再向下直抵下丹田。气沉下丹田，静静地躺着，意守下丹田。专心致志，一念不生，直到睡着为止。也许当你想到素髎穴时，你就有可能昏昏入睡了。

【主治】入睡慢（难）。

【方法 4】推揉涌泉穴和脚跟

【做法】每天晚上睡觉前用温水洗脚后，把食指和中指弯曲，用这两个手指的第 2 关节推拿涌泉穴。手法由轻到重，由前向后，直推到脚心。连推 3 分钟，直到脚心有疼痛感为止。双侧脚都做，每天 1 次。另外，还可以用拇指重压脚后跟最后的边沿处，这里是睡眠反射区。手法由轻到重，压 2 秒后抬起，接着再压，连着压几分钟，直到有较强的疼痛感为止。

【防治】入睡难。

【方法 5】撞门框（最好是木门框）

【功效】每天晚上就寝前刷完牙，洗一洗脚，然后开始撞门框，至少 100 下。撞门框主要是运动背俞穴，疏通中枢神经和全身经络。这样做不仅可以缓解腰酸背痛的感觉，还可以让气血向下行，减轻大脑的负担，起到静心安神的作用。

【防治】入睡难，睡眠不宁。

【方法 6】喝咖啡或咖啡 + “褪黑素”

【功效】大家都知道，咖啡是提神的。喝咖啡可以治晚上入睡难、常常失眠，岂不是无稽之谈吗？

我本人就是用喝咖啡的办法治好了我晚上入睡难、常常失眠的毛病。我使用这个方法是基于辩证法的原理：一个人如果长期晚上睡不好、失眠，那么他白天一定是昏昏沉沉、精神不振、似睡非睡，脑神经完全处于一种麻木状态，有弛无张，这就形成了“垃圾（睡）觉”，白天的“垃圾觉”最影响晚上的睡眠质量。喝一杯咖啡可以使大脑兴奋，改变脑神经的麻木状态，使脑神经有张有弛，张弛有度。白天很精神，到了晚上自然就会有睡意。

治疗晚上入睡难、经常失眠，喝咖啡的时间一定要在上午 10 点之前。喝完咖啡之后，白天这一天你都会很兴奋，中午也没有睡意，等到晚上有睡意时再去睡觉，自然就能入睡。但是不要天天喝咖啡（特别是中老年人），在睡眠不好的情况下，喝 1 杯就可以了。

如果晚上睡眠不好已经成老毛病，久治不愈，可以在早上 10 点之前喝过咖啡之后，晚上睡觉前，再吃一粒“褪黑素”，效果会更好。因为“褪黑素”可以补充人体内多种元素，有利于睡眠。

**【防治】**晚上入睡难，睡眠不宁，经常失眠。

**【病例】**

（1）杜女士，50 多岁。自从生完小孩之后，就睡眠不好。20 多年来，她饱受失眠的痛苦，常常是夜里两三点就醒来，一直熬到天亮。白天昏昏沉沉，在账目方面经常出错。20 多年来，她服用过各种治疗失眠的药，都不大见效。服用“褪黑素”之后，失眠的情况时轻时重，也不解决根本问题。服咖啡和“褪黑素”2 天之后，白天上班很精神，中午也不休息，晚上一觉睡到大天亮。经过一段时间治疗，现在的情况比较稳定。

（2）张先生，60 多岁，有一段时间老是睡不好觉，晚上脑子清醒得很，怎么都没法入睡。偶尔入睡，也会被千奇百怪的梦惊醒。白天昏昏沉沉，四肢乏力，胡思乱想，他认为自己得了忧郁症。我建议他先解决晚上的睡眠问题，然后看情况再进行治疗。他早饭后喝了一杯咖啡，这一天就很精神，中午也不睡午觉。晚上 11 点开始睡觉，一觉醒来，已经早上快7点了。

这样的病例还有许多，在此就不一一赘述。

## 十、如何防治眼睛见风流泪

眼睛见风流泪属泪囊炎的一种症状，俗称“漏睛”，在中老年人中，是一种常见多发病。发病的原因多为肝火上炎、心火亢盛、泪管阻塞、泪液失控所致。其症状是眼睛不红不肿、怕风怕光、经常流泪，久治不愈，还会引起视力下降，既影响工作，也影响美观。防治的方法有以下3种。

**【方法1】** 运动眼睑

**【做法】**

（1）拇指和食指轻轻捏住上眼睑，食指不动拇指动，连捻60下。

（2）拇指和食指轻轻捏住下眼睑，拇指不动食指动，连捻60下。

**【方法2】** 揉瞳子髎

**【做法】** 用中指揉瞳子髎穴60下：顺时针方向揉30下，逆时针方向揉30下。

**【方法3】** 揉承泣、睛明、攒竹和太阳穴

按照承泣穴→睛明穴→攒竹穴→太阳穴的顺序，每个穴位揉30下。手法由轻到重，每天至少做2次。

用上述方法操作1周左右，可以让眼睛流泪停止，效果极佳。

**【防治】**

（1）眼睛见风流泪。

（2）视力模糊。

**【病例】**

（1）王老师，女，60多岁。眼睛见风流泪一年有余，尤其是早上

出门后，视物则眼睛流泪不止，用几张餐巾纸都擦不及。视力模糊，有时看书字迹还是双影。用上述办法治疗 2 天之后，眼睛流泪见轻。1 周之后不仅眼睛不再流泪，视力也好转了许多。

（2）沈女士，50 多岁。眼睛见风流泪半年多，点眼药后，时轻时重，药还不能停。用上述方法治疗 20 天后，痊愈。

类似上述病例有段先生、孙女士、吴女士、张先生、杨女士等多人。其中杨女士的情况比较特殊，虽然较前有很大好转，但至今还没有痊愈。因为她是 30 年前生孩子时留下的病根，比较难治。

## 十一、如何治疗眼肌痉挛（眼跳）

眼肌痉挛即眼睑痉挛，俗称眼跳。特别是上眼睑，时常跳动不止，使人无法正常工作，心烦意乱。此病多见于单侧眼睛。多因眼神经反射作用，或因睡眠失常引起情志不畅，或因同侧臂膀受外伤所致。眼跳久治不愈，常常引起视力下降。特别是因外伤所致者，会引起同侧视力急剧下降。治疗方法有以下 3 种。

**【方法 1】**点击疗法

**【做法】**

（1）自我疗法：把食指、中指和无名指弓起，用它们的指尖按顺序叩击攒竹穴、印堂穴、神庭穴、上星穴、囟门穴、前顶穴、百会穴，每个穴位叩击 10 下。每次反复叩击 3 遍。

（2）还用这几个指端叩击患侧的瞳子髎、鱼腰、丝竹空和太阳等 4 个穴位，每个穴位叩击 30 下（在太阳穴处，叩击手法由轻到重，反复叩击 1 分钟）。

**【方法 2】**压揉患侧穴位

**【做法】**取患侧的巨髎、四白、球后穴等 3 个穴位。用中指按顺序揉压，每个穴位揉压 30 下。

**【方法3】**揉压穴位后闭目养神

如果是因臂膀外伤引起眼肌痉挛，加揉患侧的合谷、曲池、肩井等穴位。做完以上疗法之后，双眼轻轻闭合，闭目养神10分钟之后，再慢慢睁开眼睛。

**【防治】**眼肌痉挛，视力下降。

**【病例】**2007年秋外出旅游时，我不慎左臂肘关节脱臼，轻度骨折。2个月后，我的左眼眼睑时常跳动不止，而且越来越严重，用了医生给开的眼药水也不见效，左眼视力越来越差。2008年6月体检时，发现视力从1年前的1.0降到了0.2，眼前经常云雾缭绕。一天我在电脑前写作，眼前的云雾越来越重，字迹成了重影。弄得我头晕眼花、心烦意乱，只好拍案离去。

无奈之下，我站在阳台窗口，用双手指端用力叩击头部和太阳穴。叩击大约有两分钟，然后闭目养神10分钟左右。当我睁开眼时，眼前的一切好似雨过天晴，非常清亮，眼皮也不再跳了。这使我欣喜若狂，情不自禁地大声喊着："我找到了，我找到防治眼肌痉挛的办法了。"

从此，我每天按照上述办法治疗眼睛。不仅治好了眼肌痉挛，半年之后，我到医院检查，视力已经恢复到0.8。后来我将此法介绍给其他朋友，也取得了很好的效果。

## 十二、平时防治近视的方法

近视多发生在青少年身上，多数是因为看书学习时坐姿不当，或光线过于昏暗，久而久之就形成了近视。还有部分近视是因为营养不良，或偏食形成的。近视又分假性近视和真性近视，如果假性近视不及时纠正，也会形成真性近视。因此，平时防治近视非常重要。日常保护眼睛、防治近视的方法有以下几种。

**【方法 1】**常揉眼周穴位（自我治疗）

第 1 组：选取巨髎、四白、承泣、睛明、攒竹、瞳子髎、太阳等穴位。用中指或拇指于每个穴位揉 30 下。在眼睛疲劳时就揉，每天至少 2 次。

**【功效】**缓解视神经疲劳。

第 2 组：选取承泣、睛明、攒竹、鱼腰、丝竹空、瞳子髎、太阳等穴位。每个穴位揉 30 下，经常揉。

**【功效】**

（1）缓解视神经疲劳。

（2）防止近视。

第 3 组：选取睛明、攒竹、印堂、神庭、上星、囟门、前顶、百会等穴位，用双手中指逐个叩压，每个穴位叩压 10 下。

**【功效】**明目提神，防止斜视。

**【方法 2】**昂首望天

**【做法】**无论是真性近视还是假性近视，发现后就要及时矫正，矫正得越早越好。矫正的方法就是“昂首望天”或“登高望远（方法 3）”。每天清晨在太阳还没有升起之前，到一个空气清新、环境空旷的地方，双手叉腰，昂首望天。双目睁大，目不转睛地看着天上任意一个点，长吸、长呼 10 分钟。如此动作每天做，坚持 10～30 天，可有效缓解假性近视。

**【功效】**增强视力，缓解眼睛疲劳，防止近视。

**【方法 3】**登高眺望

**【做法】**清晨在太阳出来之前，选择一个眼前空旷、没有障碍物（在郊外更好）的高处，遥望天际或远处的一个绿色目标，双目睁大看着那个绿色目标，目不转睛地看 10～20 分钟。每天坚持做一次，如果是假性近视，10 天左右能得到有效缓解。

**【功效】**防治假性近视。

## 十三、如何防治听力下降、耳鸣、耳聋

耳鸣、耳聋是耳部常见的疾患，耳鸣或耳背通常是耳聋的先兆。有耳鸣、耳背的患者久治不愈，十有八九会出现耳聋。其原因多数是由心、肝、肾等内脏疾患，引起耳神经障碍和耳脉紊乱所致，如气血不通、内分泌紊乱、肝火过盛、脾胃虚弱，引起新陈代谢不平衡、肾虚等；或因振伤，或因其他疾病引发。严重者会引起耳神经损伤，老年人会因耳聋而痴呆。防治的方法有以下几种。

**【方法 1】**推拿背俞穴

**【做法】**

（1）患者俯卧床上，医者在患者侧面，从大椎穴开始，用双手自上而下推拿背部俞穴。在推拿的过程中，每到一个穴位，重压 3 下。如此做法，连续推拿 6 遍。

（2）患者和医者的位置不变，但是医者双手手心相对，十指相扣，用手背捶击患者的背部俞穴。自上而下，连捶 3 遍。

**【功效】**调理内分泌，调理气血，使患者经络、气血通畅。

**【方法 2】**揉压中极穴和气海穴

**【做法】**

（1）患者仰卧在床上，医者站在床的侧面，双手的食指、中指和无名指并拢，用这 3 个指端压中极穴 30 秒，然后抬起，再压。在患者能忍受的范围内，压的强度越来越重，连压 6 次。

（2）患者和医者的位置不变，医者用掌根揉患者的气海穴 1 分钟。然后用上述的 3 个指端压气海穴，手法由轻到重。每次压 30 秒，然后抬起，再压 30 秒，连压 3 次，直到患者感到腿发热，火向下行为止。

**【功效】**

（1）常揉压中极穴，可以通便利尿，加速新陈代谢，促使机体代

谢平衡，防治便秘，进而可以清内热，祛肝火。

（2）揉压气海穴，不仅可以增加腹压，通便利尿，加速血液循环和新陈代谢，还可以使气血下行。常言道："下不堵，上不涌。"气血不向上逆冲，就可以祛肝火，清内热，进而可以调理耳脉。

**【防治】**

（1）耳鸣、耳聋。

（2）高血压。

**【方法3】**常揉耳周穴

（1）揉压听会、听宫、耳门、率谷等穴。

**【做法】**用双手的中指揉压患侧的这几个穴位各60下，手法由轻到重。病重者，每天可以多揉压几次。

（2）揉压翳风穴。

**【做法】**用拇指揉压此穴60下，手法要重，直到耳内发热为止。

（3）揉压耳针穴位中的外耳和内耳反射区。

**【做法】**外耳反射区在耳门上方凹陷处。用拇指压住患侧此穴位，用力点压30下。病重者可以多压几次。用拇指和食指捏住耳垂外侧的内耳反射区，用力捏揉60下。

**【功效】**

（1）揉压以上穴位可以清热祛火，促使耳部血液循环，增强听觉的灵敏度。

（2）用力揉压外耳、内耳反射区，可以振动鼓膜，牵动听觉中枢神经，使听觉中枢神经的传导作用复苏、变灵敏，进而可以调理耳脉，防治耳部疾患。

**【防治】**耳鸣、耳聋、听力下降。

**【方法4】**振耳

**【做法】**用双手的中指和食指用力推压住双侧耳门（或用双手的大鱼际处捂住耳朵），使听觉与外界完全隔绝。停5秒之后，把双手猛地松开。过数秒后，再用上述方法把耳朵捂住，数秒之后再猛地松开。如此反复做6次。

**【防治】**耳聋、听力下降。

**【方法5】**揉压听会、听宫和翳风等穴，然后再揉压气海、中极等穴

**【做法】**

（1）用中指揉压听会穴、听宫穴各30下，再用拇指揉翳风穴30下。

（2）患者仰卧床上，医者用掌根揉压患者气海穴。手法由轻到重，使患者感到较重的疼痛，以及气往下行、腿发热为止。

**【防治】**耳鸣、耳聋。

**【病例】**

（1）吴女士，50多岁，过去耳鸣现象比较严重，因而引起听力急剧下降，右耳耳聋现象时常发生，严重时几天都听不到声音。她主要采用揉压气海穴和中极穴的锻炼方法，配合揉压耳周穴。经过1个多月的锻炼，症状明显缓解。

2）杨女士，50多岁，患耳疾已经多年。左耳已经失灵，右耳又出现耳鸣。她又焦急又害怕，越急心火越旺，血压升高，耳鸣就越厉害。用上述方法治疗之后，不仅血压不高了，耳鸣的现象也消失了。原来左耳失灵的情况，也有了好转。

## 十四、落枕的治疗

落枕是一种常见现象，在任何年龄段的人群中都可能发生。其原因多是因睡眠时头颈姿势不当，或因枕头硬度、高度不当（过高、过低或过硬的枕头都可能导致颈部肌肉气血瘀滞、脉络不通），引起颈部强直、僵硬，疼痛难忍；或颈部已受风寒，但没引起注意，一觉醒来已成疾患。落枕往往可以不治自愈，但是得经过一两天，甚至是几天的煎熬。

防治落枕可以参考以下3种方法。

**【方法1】** 艾灸＋伸气运动

**【做法】** 具体做法见“足不出户就能治疗颈椎病”方法4（本书第51页）。

**【功效】** 落枕多半是由于睡姿不当，或睡觉时颈部着凉，引起颈部疼痛，强硬不和或痛区肌肉僵硬，气血运行不畅。在做伸气运动之前，用艾条灸最疼痛的病区，可以驱寒和血。然后再做伸气运动，活动关节，疏通经络，活血化瘀。伸气运动可以拉动颈部如天柱、天牖、天窗、肩中俞、肩外俞、肩井等穴位；可以运动到颈部的斜方肌和胸锁乳突肌。这可以缓解颈部肌肉强直僵硬度，疏通颈部经络，使颈部经络、气血畅通。

**【防治】** 落枕。

**【方法2】** 按压颈周穴位

**【做法】** 用食指和中指揉压患侧的天柱、天牖、肩井、天髎、肩中俞等穴位，每个穴位揉30下，手法由轻到重。然后用中指揉压阿是穴（最疼痛和不适处）1分钟，再揉压天窗穴60下。

**【防治】** 落枕。

**【方法3】** 引颈歪头

**【做法】** 向患侧的相反方向歪头，引伸患侧颈部，活动患侧肌肉，拉动患侧周围的穴位，疏通患侧经络。

**【防治】** 落枕。

**【注意事项】** 用艾灸阿是穴，然后再做伸气运动，效果更好。

## 十五、防治肩周炎的锻炼

肩周炎也是一种多发病和常见病，病因多是风寒入侵。尤其是酷暑季节，在电扇、空调前待的时间过长，寒湿侵入肩关节，就会使肩关节气血瘀滞，运动失调。外伤引起肩周围软组织发炎也可导致肩周炎。防治肩周炎的理念，就是要使肩部的骨骼肌强壮，肌细胞增大，骨骼肌中的结缔组织和毛细血管增多，进而可以驱寒祛湿，活血化瘀，使肩部的经络、气血通畅，增强肩关节的灵活性。通过下面的 3 种锻炼方法，可以达到此目的。

**【方法 1】**转肩扩胸

**【预备姿势】**直立，两脚分开与肩同宽，两臂自然下垂，两臂和双手手指伸直。

**【做法】**

（1）双腿微微弯曲，双手手心向后，双肩尽量向里收，上提，同时吸气（图 4－19、图 4－20）。

（2）双手手心转向前，用力扩胸（图 4－21）。然后双肩下沉，双手手心转向后，同时呼气。

这是第 1 遍，共做 20 遍。

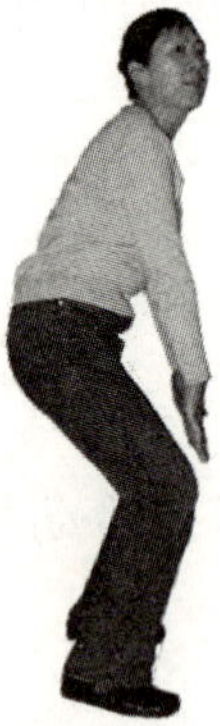

图 4－19

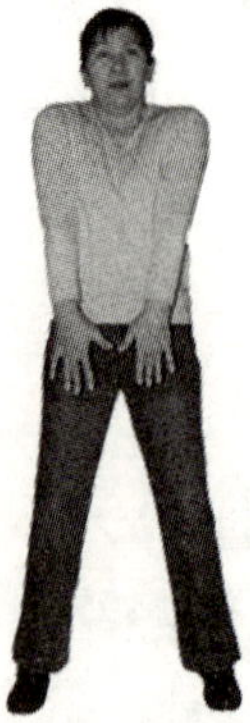

图 4－20

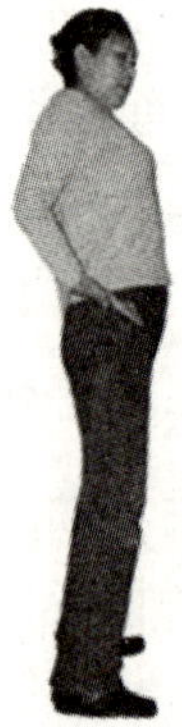

图 4－21

**【功效】**

（1）转肩扩胸拉动斜方肌、三角肌和胸大肌，可以使肩部的骨骼肌强壮。同时还可以增大肩关节处的滑膜层，有利于养分的分泌和吸收。这不仅可以活血化瘀，随着运动量的增大，还可以驱除肩部的寒湿瘀滞，使肩部的关节更加灵活。

（2）转动双手可以舒展上肢经络，使双臂的经络、气血通畅，有利于肩部疾病的康复。

**【防治】**肩周炎。

**【方法2】**转手摇臂

**【做法】**

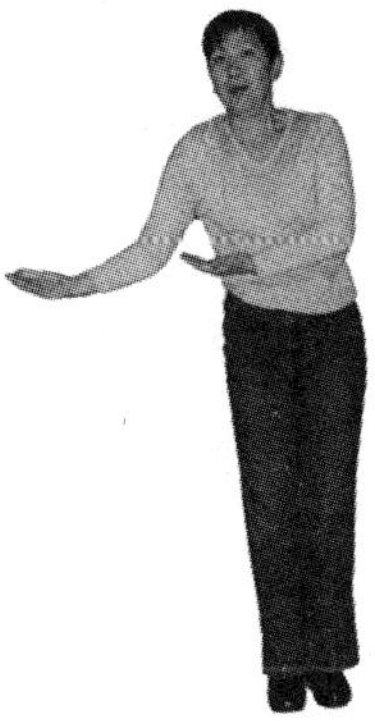
图4－22

（1）双脚分开与肩同宽，双手手心向上，从身边拉到身体的右下侧。同时吸气，左脚向右脚靠拢，左脚尖点地（图4－22）。

（2）右手抬起，手心向上（图4－23），从头后绕过头顶向下（图4－24），同时呼气。左脚回到左侧，左臂伸直到左上方，与右臂呈斜“一”字形，左手高右手低。双手始终保持手心向上。

（3）两臂运动不止。右手从腋下穿过时，身体向左倾斜（图4－25），同时吸气；左手抬起，从头后向前，在头顶上方绕过向下。左右手又呈斜“一”字形，右手高左手低（图4－26）。

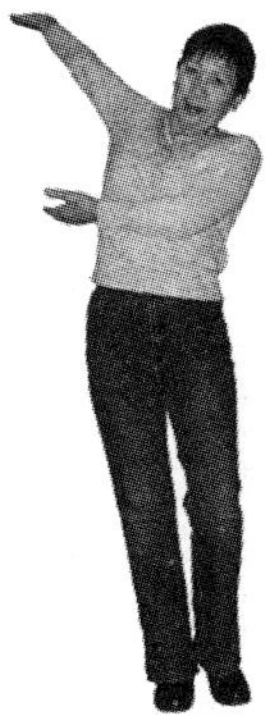
图4－23

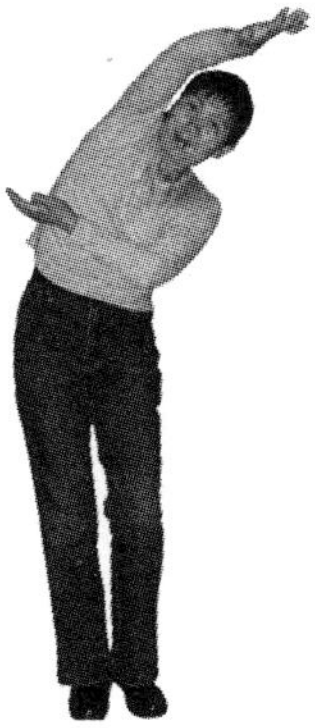
图4－24

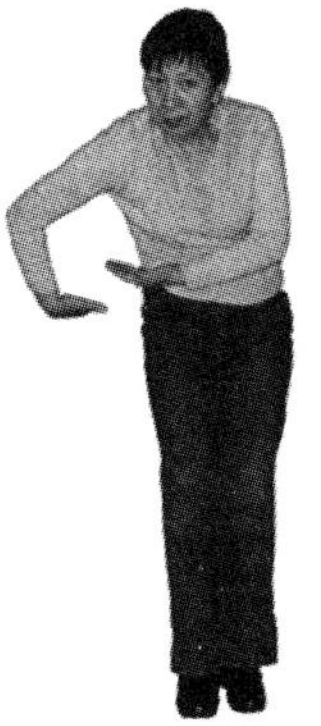
图4－25

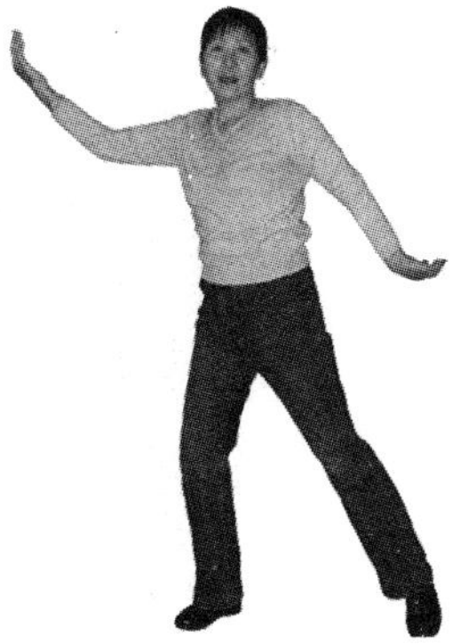
图4－26

（4）左手穿过腋下时，身体向右倾斜。同时右手抬起，从头顶上方绕过。以上动作左右反复，左右手各从头顶绕过10次。

**【功效】**这是一项全身运动。转手摇臂的同时可以起到扩胸作用；

脚步左右移动，脚尖点地，身体向上拔高，可以拉伸斜方肌、三角肌、胸大肌、肱三头肌、背阔肌等，增强体质和臂力。在增强臂力的同时，也使肩部肌肉和肩关节得到了充分运动，使肩部的骨骼肌强壮。这可以疏通经络，活血化瘀，有利于肩部疾病的康复。

**【防治】**肩周炎。

**【方法3】**拔气托天

**【做法】**

（1）双脚并拢，双腿微微弯曲。弓腰泛臂，两臂下探。在接近地面时，双手呈抱球状（图4－27）。同时呼气。

（2）两臂运动不止。身体直起，双手抱球到胸前，同时吸气。

（3）双手用内力转掌，手心向上，猛地上举托天（图4－28），同时呼气。

（4）再吸一口气，脚尖点地。然后再转掌，手心向下，捧气灌顶（图4－29）。双手到胸前，同时呼气。

（5）双手转掌扣下丹田，脚尖点地，身体尽量向上拔高，同时吸气。双手下推，还原呼气。

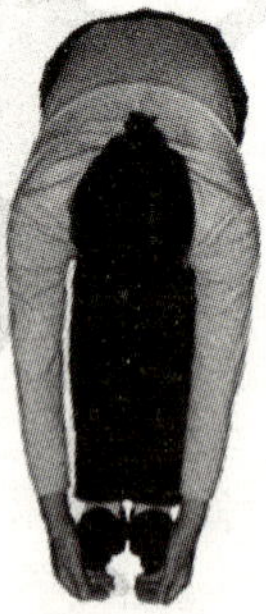

图4－27

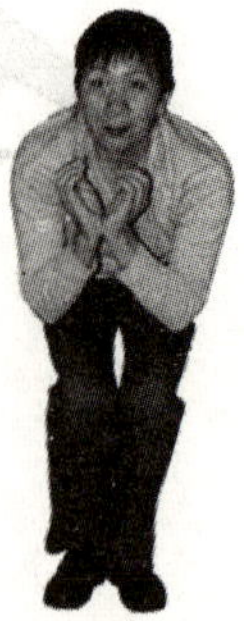

图4－28

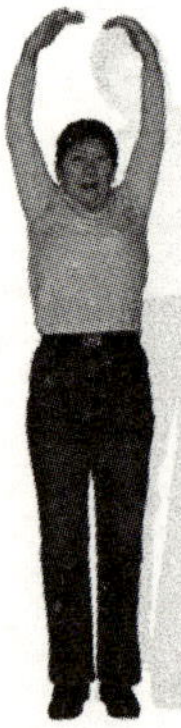

图4－29

**【功效】**肩周炎常见的症状之一就是肩部疼痛，胳膊上举困难。拔气托天的主要动作就是双臂上举托天，捧气灌顶。双臂猛地上举，拉动三角肌、肱三头肌、背阔肌和肩关节，使肩部的骨骼肌强壮，肌细胞增大，毛细血管增多。如此反复做，可以消除炎症，驱除寒湿瘀滞，疏通经络，活血化瘀。

**【防治】**肩周炎。

**【病例】**万女士，70多岁，平时喜欢运动，擅长太极拳、太极扇等功法。我见到她时，患病将近1年，肩部由于贴膏药已经溃烂。但是肩部仍然疼痛，手臂不能上举。我判断她这是典型的寒气入骨，就教她用转手摇臂、拔气托天等方法进行锻炼，两周后，基本痊愈。

类似这样的情况还有几例，用上述锻炼方法几周后，都痊愈了。

## 十六、胸闷、气短怎么办

这里说的胸闷、气短不包括冠心病和肺气肿患者所表现出的类似症状。胸闷、气短在中老年人中是一种常见现象。我们常听到一些人说："感到胸口憋得慌，只想长出一口气，大喊几声。"这种现象虽然不是疾病，但是长此下去，会引起心肌缺血、缺氧，大脑供血不足，进而会引发其他疾病。引起这种现象的原因多是伏案时间过长，或坐姿、睡姿不当，使心胸气血轻度瘀阻，或是因为退行性心肌功能萎缩所致。

防治胸闷、气短的理念是：舒胸理气，增强心肌功能，加速血液循环。防治的方法有以下几种。

**【方法1】**叩击正前胸和双侧锁骨下方

**【做法】**

（1）双手握空拳，用腕力叩击正前胸30下。

（2）双手仍然握空拳，同时用腕力叩击双侧锁骨下方。手法由轻到重，双侧各叩击30下。

**【功效】**正前胸和锁骨下方是头部和心脏相连的主要血管的通道，如主动脉、上腔静脉、锁骨下动脉和锁骨下静脉等。经常叩击这几个部位，可以增强心肌功能，加速血液循环，防止心脑血管瘀滞，进而可以防治胸闷、气短和心肌梗死等心脑血管病。

**【防治】** 胸闷、气短，心功能衰弱。

**【方法2】** 转肩扩胸

**【做法】** 具体做法见“防治肩周炎的锻炼”方法1（本书第80页）。

**【功效】** 转肩使肩部上下画圆，这不仅可以拉动三角肌、胸大肌和背阔肌，还可以牵动肺经和心经上的一些重要穴位，如云门、中府、周荣、胸乡等穴位。再加上用力扩胸，可以牵动风门、肺俞、厥阴俞、心俞等穴位。因此扩胸转肩可以加速胸部血液循环，舒胸理气，增强心肌功能，使上肢经络舒展，胸部气血通畅。

**【防治】**

（1）胸闷、气短。

（2）肩周炎。

**【方法3】** 望天长呼

**【做法】** 具体做法见“足不出户就能治疗颈椎病”方法2（本书第49页）。

**【功效】**

（1）左右手先后上举下按，直接拉动斜方肌、三角肌、胸大肌和胸小肌，以及胸部的其他肌腱，这可以使胸部的肌细胞增大，骨骼肌中的结缔组织和毛细血管增多。因而可以增强心肌功能，疏通胸部经络，使胸部经络、气血更加通畅。

（2）猛地抬头望天，同时扩胸，对天长呼长吸3次，可以吐出浊气，吸进新鲜空气，起到舒胸理气的作用。

（3）上手用力托天，下手用力按地，可以调理脾胃、舒胸理气。上手转掌拔天气下扣，下手转掌托地气向上，当双手呈抱球状时天气与地气相混合。双手重叠扣丹田吸气，把气体纳入体内，就是天地人合一。这样可以强身健体，防止心脑血管病。

【**防治**】胸闷、气短。

【**方法4**】舒胸固腰

【**预备姿势**】直立，双脚并拢，两臂自然下垂，深深呼一口气。

【**做法**】

（1）展臂吸气：两腿弯曲下蹲，呼气。双手在接近地面时吸气，两掌掌根用力向两侧推出（图4－30），两臂呈“一”字形。然后用内力转掌，手心向上，再扩胸。

（2）两臂上举，然后双腿弯曲，弓背含胸，两臂向下探地（图4－31），同时呼气。

（3）捧气灌大包：两臂运动不止。双手捧地气到胸前，用中指点大包穴（图4－32），同时吸气。

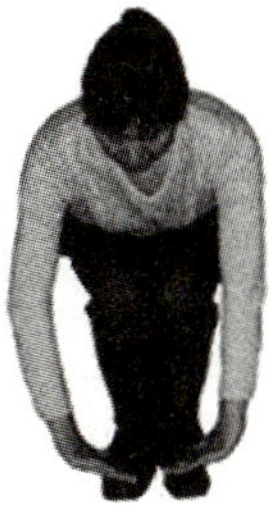

图4－30

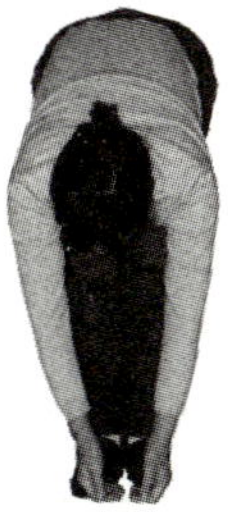

图4－31

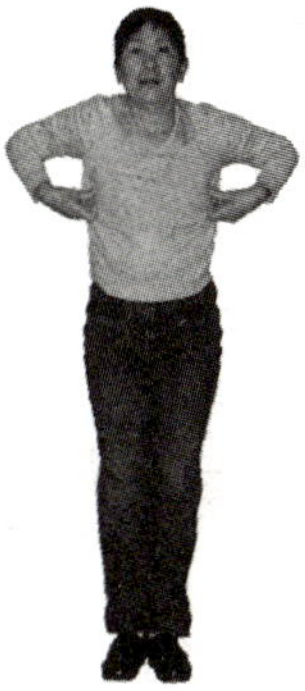

图4－32

（4）压命门：双手离开大包穴，向后伸到身后，拇指用力揉压命门穴（图4－33）。然后，双手离开命门穴，两臂后伸外展，翘臀弓腰（图4－34），呼气。然后转掌，捧气扣丹田，吸气。下推还原呼气。这是第1遍，反复做6遍。

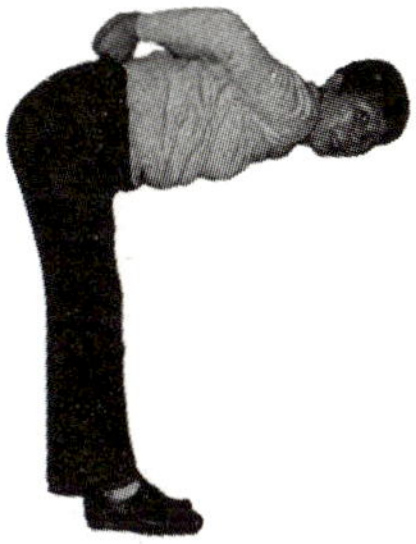

图4－33

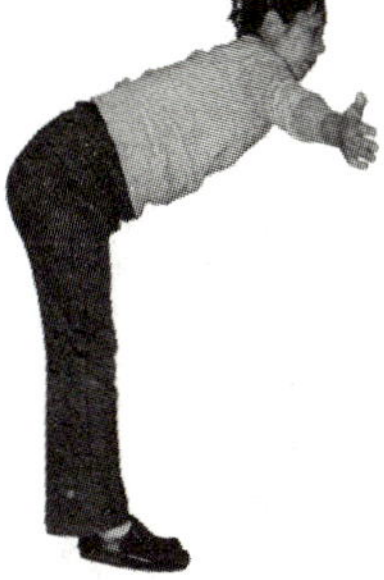

图4－34

【功效】

（1）展臂吸气，转掌扩胸，可以使胸部经络、气血得到充分舒展，这样可以起到舒胸理气的作用。

（2）捧气灌大包穴，双手中指点大包穴，可以增强心肌功能，强身健体。

（3）揉压命门穴，可以固本健肾，增强体质。

（4）后伸、外展呼气，使胸部再次得到充分舒展，吐出胸中浊气。转掌吸气扣丹田，这样扩胸，一呼一吸，也可以起到舒胸理气的作用。

【防治】胸闷、气短。

【方法5】拔气探腰

【预备姿势】直立，双脚分开与肩同宽，两臂自然下垂。

【做法】

（1）两臂伸直从身体两侧拉起，举过头顶，手心向前，弓身下探（图4－35），同时呼气。

（2）双手触地后，捧气，直腰，双手中指点大包穴（图4－36），同时吸气。

（3）双手离开大包穴，手心向上，高高举过头顶，捧气灌顶（图4－37）。然后双手从面前下来，中指点印堂穴（图4－38），同时呼气。

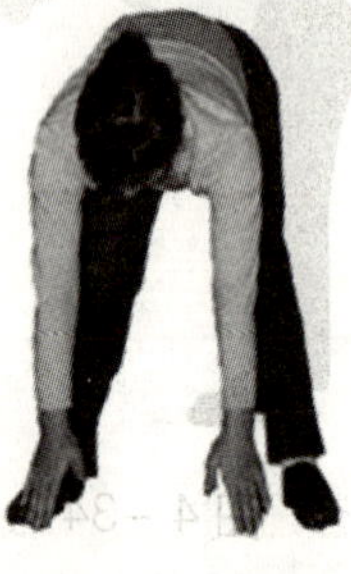
图4－35

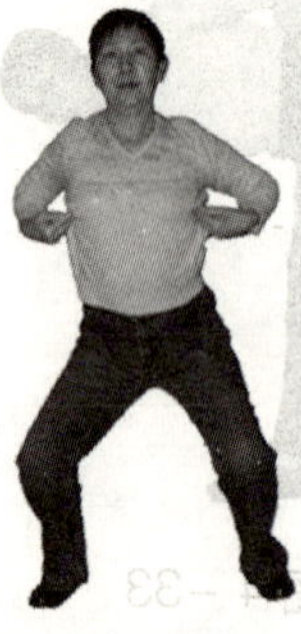
图4－36

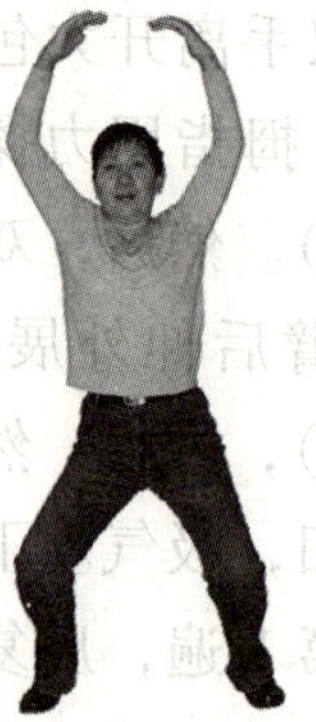
图4－37

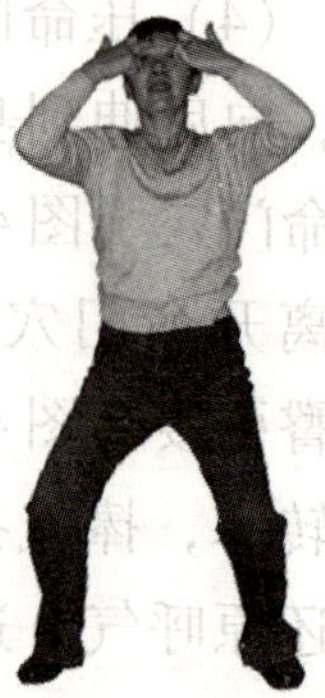
图4－38

（4）两臂运动不止。双手高高举过头顶，扩胸，同时吸气。然后再弓身下探，同时呼气，起来吸气。连续下探4次，这是第1遍。第2遍开始，双手捧地气，直起身子到胸前，双手中指点大包穴，同时吸气。

以后动作类同（3）和（4）。如此反复做6遍。

【功效】如此反复拔气探腰、扩胸、吸气、呼气，身体前面可以拉动胸肌、腹肌，疏通任脉；身体后面可以拉动背部肌肉，疏通督脉，牵动中枢神经和风门、肺俞、心俞、膈俞穴等要穴。这不仅可以舒胸理气，使全身经络舒展，气血通畅，还可以增强体质和自身抵御疾病的能力。

【防治】胸闷、气短。

【方法6】顿足冲拳

【预备姿势】直立，双脚并拢，两臂自然下垂。

【做法】

（1）双脚跳起，分开与肩同宽，同时双手抱拳到腰间，拳心向上，呈马步状。

（2）左脚向前迈半步，用力着地。同时右手转成拳心向下，用力向前冲拳，口中大喊“嗨”。然后收回拳和脚，还原。

（3）同（1）中的动作。

（4）右脚向前迈半步，用力着地。同时左手转成拳心向下，用力向前冲拳，口中大喊“嗨”。然后收回拳和脚，还原。

这是第1遍。第3遍、第5遍做法与第1遍完全相同。做第2遍、第4遍、第6遍时，口中要大喊“哈”，其他动作与第1遍相同。

【功效】这是一项锻炼腿力和臂力的运动，可以增强体质。“嗨”发自咽喉，“哈”发自肺腑，大喊“嗨”或“哈”是一种很好的释放。对于上班族，或在家里闷得太久的人，大声高喊，可以舒胸理气，解除烦闷。

【防治】

（1）四肢无力，走路腿软。

（2）胸闷、气短。

## 十七、如何防治乳腺增生

乳腺增生，特别是乳腺小叶增生，是中年妇女的常见病。70%左右的妇女都有不同程度的乳腺增生。引起乳腺增生的主要原因是内分泌紊乱。心理压力过大，郁闷、思虑过多，都会引起气血瘀滞；或喜怒无常，脾气暴躁，引起肝气太盛，又不能及时疏泄；或是长期饮食不当，心理压力过大，导致酸性体质；或女性在哺乳期，乳房受到挤压等，这些都是引起内分泌紊乱的原因。

乳腺增生有周期性的疼痛感。轻者感到乳房肿胀，重者疼痛，不能触摸。月经期这种症状会加重。乳腺增生患者要及时治疗，久病不治，会引起气血瘀滞，月经不调，体质酸化。这样不仅会使病情加重，还有可能引起癌变。

防治乳腺增生的理念是：舒胸理气，疏通经络，使经络、气血通畅；改变生活习惯，增强体质，加速血液循环。防治的方法主要有以下几种。

**【方法1】**伸气运动

**【做法】**具体做法见“足不出户就能治疗颈椎病”方法4（本书第51页）。

**【功效】**

（1）乳腺增生不是炎症，是乳房纤维组织的增生。伸气运动可以牵动五脏、脑和脊髓。用力耸肩可以增强心肌，强身健体，同时也拉动了斜方肌、三角肌和胸大肌，这不仅可以疏通胸部经络，加速血液循环，起到舒胸理气的作用，还可以牵动乳房悬韧带，舒展乳房纤维组织，防止乳房纤维组织增生，使乳房经络、气血通畅，防止乳腺增生。

（2）耸肩时双手用力翘指，可以舒展上肢经络、穴位，同时也拉动了乳房在手上的反射区，对乳房的健康也很有好处。

**【防治】**乳腺增生。

**【方法2】**转手摇臂

**【做法】**具体做法见“防治肩周炎的锻炼”方法2（本书第81页）。

**【功效】**

（1）转手摇臂是一项全身运动。双臂运动不止，可以拉动三角肌、胸大肌和胸小肌，同时也牵动乳房的悬韧带，舒展乳房纤维组织，防止纤维组织增生。

（2）乳腺有一部分深入腋窝。当双手从腋下穿过时，可以拉动背阔肌、大圆肌和小圆肌，使腋下肌细胞和乳房肌细胞增大，这样也可以舒展乳房和疏通腋下经络、气血。常运动胸大肌、胸小肌、大圆肌和小圆肌，不仅可以使胸部经络、气血通畅，也可以使乳房经络、气血通畅，免生乳房疾患。

**【防治】**乳腺增生，胸闷气短。

**【方法3】**转肩扩胸

**【做法】**具体做法见“胸闷、气短怎么办”方法2（本书第84页）。

**【功效】**转肩扩胸使双肩上下画圆，运动不止，可以拉动胸大肌、胸小肌、大圆肌、小圆肌和背阔肌，牵动乳房的纤维组织，因而可以通络活血，使乳房的经络、气血通畅，防止乳房纤维组织增生。

**【防治】**乳腺增生。

**【方法4】**拔气探腰

**【做法】**具体做法见“胸闷、气短怎么办”方法5（本书第86页）。

**【功效】**“拔气探腰”运动时两臂运动不止。双手捧气灌顶，两臂反复上举下探，拉动了胸大肌、胸小肌、三角肌、大圆肌和背阔肌，这不仅使胸部肌肉舒展，经络、气血通畅，也牵动乳房的纤维组织和乳房悬韧带，进而使肌原纤维变粗、变长，肌细胞增大；还可以使胸部和乳房经络、气血通畅，防止乳房纤维组织增生。

**【防治】**乳腺增生。

**【方法5】**舒胸固腰

**【做法】**具体做法见“胸闷、气短怎么办”方法4（本书第85页）。

**【功效】**

（1）展臂吸气：双手翘掌，两臂外展，掌根用力向外推，然后转掌，扩胸，拉动三角肌、胸大肌，也牵动乳房悬韧带和乳房纤维组织。这可以使肌原纤维变粗、变长，肌细胞增大，防止乳房纤维组织增生。

（2）双手捧气灌大包穴、压命门穴后，又后伸外展，不仅拉动胸大肌、胸小肌、三角肌、小圆肌和大圆肌，也拉动背阔肌，这可以使胸部和乳房的经络更加舒展。

**【防治】**乳腺增生。

## 十八、消化不良，如何调理脾胃

**【方法1】**望天长呼

**【做法】**具体做法见“足不出户就能治疗颈椎病”方法2（本书第49页）。

**【功效】**

（1）挺胸收腹，吸气时扩大了胸腔，而膈和腹腔同时收缩，能增加腹压，有利于排便。膈上有食管孔，随着呼气和吸气，可以疏通食管脉络，增强食欲。

（2）一只手用力托天，另一只手用力下按。双手轮换操作，不仅可以拉动胸大肌、胸小肌、大（小）圆肌、肋间内肌和肋间外肌，还可以牵动膈肌，因此，可以调理脾胃，增强食欲。

【防治】消化不良，脾胃不和。

【方法2】扣腰

【做法】双手叉腰，双膝猛地弯曲，收腹，尾闾下垂。然后猛地直起身体，挺胸收腹。如此动作反复做16遍。

【功效】反复扣腰，可以直接牵动任脉和督脉的末端，有利于加速腹部的经络、气血运行。同时前面牵动气海穴和中极穴，后面拉动大肠俞穴和小肠俞穴，可以通便利尿，防治便秘，加速新陈代谢。

【防治】

（1）便秘。

（2）新陈代谢不平衡。

（3）消化不良，食欲不振。

【方法3】甩胯扭腰

【做法】双脚并拢，双膝微微弯曲，腰部放松，双肩不动，臀部和腹部开始左右摆动。由于臀部和腹部的摆动，带动前臂和手不停地摆动，而肩部和双腿保持平衡不动。如此动作，连续做60下。

【方法4】推拿穴位

从膈俞穴开始向下推，一直推到大肠俞、小肠俞和膀胱俞穴，连推3遍。每到1个穴位，重压3下。然后揉压中极穴，由轻到重，揉压1分钟。停5秒后，接着再揉压，连着揉压6遍。

【功效】

（1）甩胯扭腰使臀部和腹部不停地快速摆动60下，在身后牵动了脾俞、胃俞、肾俞、大肠俞、小肠俞、膀胱俞等重要穴位，在身前牵动了内脏，增大了腹压，可以促使五脏和消化系统的运动，有助于通便、利尿，调理脾胃，加速新陈代谢，增强食欲。

（2）推拿背俞穴可以使经络、气血通畅，增强脾胃的功能。揉压中极穴，可以增加腹压，促使肠道蠕动，有助于通便利尿，加速新陈代谢。

**【防治】**脾胃虚弱，消化不良。

## 十九、防治肋间神经痛的锻炼方法

引发肋间神经痛的原因很多，如遭受风寒侵袭；睡或坐的姿势不当或时间过长；肝气郁结，肋下疼痛；或因外伤，瘀血滞留肋间等。由于以上原因，常常引起肋间经络不通，气血不畅，导致肋间阵痛或剧痛。有时痛得不敢动，呼气吸气都会感到疼痛。治疗肋间神经痛的理念是适当活动肋间，捋顺肋间经络；调理全身气血，使肋间经络、气血通畅。防治方法有以下4种。

**【方法1】**海底探针

**【预备姿势】**直立，双脚并拢，两臂自然下垂。

**【做法】**

(1) 左脚向前迈半步，身体向前倾斜，左腿弓右腿蹬（左弓步）。双手握空拳，两臂身前平伸，并行向左侧身后旋转，两眼看双手，同时吸气。

(2) 随着两臂向左旋转，成左腿蹬右腿弓（右弓步）。当双手到身后时，身体向左倾斜，双手中指和食指直指左脚脚后跟，两眼看右脚脚后跟，同时呼气。

(3) 直起身体，双手还原成空拳。两臂回到身前，两腿还原成左腿弓右腿蹬，左手中指和食指点右侧的中府穴和云门穴，同时吸气。两手下推，还原呼气。然后右腿向前迈半步再接着做动作，其他动作同上。这是第1遍。如此左右反复，共做6遍。

**【功效】**

(1) 两臂从胸前旋转到身后，双手手指直指脚后跟。同时两眼看双手，眼随手动而动。当双手到身后时，颈部扭动，眼看双手，这样可以运动到脊髓及脊髓两侧的脊神经。这些都是中枢神经的主要组成部分，牵一发而动全身。这可以疏通全身经络，使全身经络、气血通畅。

（2）当扭动身躯向后看时，也扭动了腰丛、骶丛、坐骨神经和这些部位的皮神经，同时也牵动了五脏。左右反复旋转、扭动，可以捋顺腰部经络，使腰部经络、气血通畅。

**【防治】**肋间神经痛。

**【方法 2】**首尾相照

**【预备姿势】**直立，两脚分开与肩同宽，两臂自然下垂。

**【做法】**

（1）两臂向前平伸，翘掌，双膝微微弯曲，同时吸气。

（2）双手拉回叉腰，拇指在后。身前中指压章门穴，身后拇指用力按压京门穴，同时左脚向后迈出半步。左腿弓右腿蹬，臀部轻轻坐在左腿上，身体重心移向左侧。左肩向前倾斜，右肩不动。扭动身躯，左手用力推腰部。头向左后方转，两眼看左脚脚后跟（图 4－39），同时呼气。

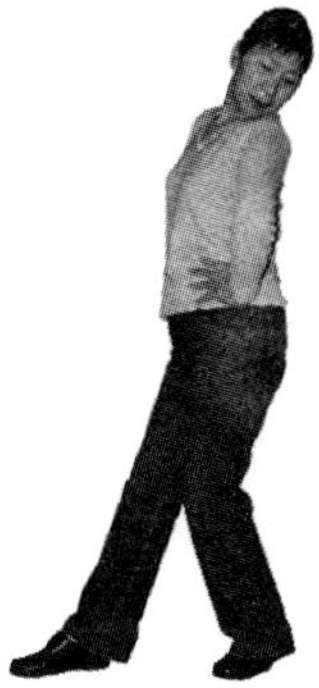

图 4－39

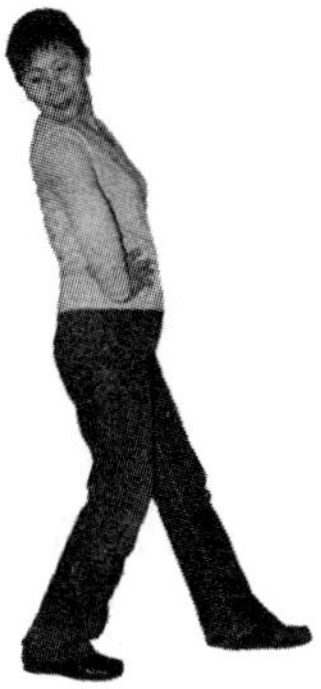

图 4－40

（3）身体直起，眼看前方，成左腿蹬右腿弓，同时吸气。

（4）收回左腿，两臂下垂，还原呼气，这是第 1 遍。

（5）双手叉腰，右腿向后迈出半步。臀部轻轻坐在右腿上，身体重心移向右侧。右肩向前倾斜，左肩不动（图 4－40）。其他动作同上。如此动作左右反复，每边做 6 遍，共做 12 遍。

**【功效】**

（1）双手叉腰，中指压章门穴，拇指按压京门穴，可以直接将力量传递于腰部经络。

（2）当一只脚向后退半步时，臀部和身体的重心同时向该侧移动，这侧的肩膀向前倾斜时，自然就运动了身躯和脊髓及脊髓两侧的脊神经。这有助于疏通全身经络，使全身经络、气血通畅。

（3）扭动身躯的同时，也扭动了腰丛、骶丛、坐骨神经和这些部位的皮神经。左右反复扭动身躯，可以拉动腰部肌腱，捋顺腰部经络；可以活血化瘀，使腰部经络、气血通畅。

**【防治】**肋间神经痛。

**【方法3】**揉压穴位

（1）揉压膈俞、肝俞、三焦俞、肾俞和京门穴。

**【做法】**患者俯卧，医者用手指揉压以上穴位。手法由轻到重，每个穴位揉压1分钟。然后再用推拿法，沿着这几个穴位，由上到下推拿6遍。每天揉压、推拿1次。

（2）揉压京门、章门和期门穴：用手指揉压，手法须轻。每个穴位揉压2分钟，每天1次。

**【防治】**肋间神经痛。

**【方法4】**揉压气海和中极穴

**【做法】**

（1）患者仰卧，医者用大鱼际揉压患者气海穴20下。手法由轻到重，只要患者能承受住，越重越好。

（2）用中指点压中极穴20下。

**【功效】**

（1）揉压以上穴位，可以捋顺气血，使经络、气血通畅，减轻肋间压力。

（2）可以加大腹压，促使气血循环，加速新陈代谢，进而可以活血化瘀，使气血畅通。

**【防治】**肋间神经痛。

## 二十、便秘怎么办

便秘俗称“大便干结”，是各类人群中的常见现象。其原因很多，如贪食辛辣，肠胃积热；脾胃虚弱，排便动力不足（多见于老年人）；进干食过多，饮水不足；大便逾期不解，积压时间过长等。由于以上原因，大便滞留肠道时间过长，往往会引起许多其他症状，如痔疮、腹痛、口舌生疮等。严重时，会引起呕吐、感冒发热等疾病。

治疗便秘、排便困难，除了改变饮食习惯外，还可以参考以下4种方法。

**【方法1】**甩胯扭腰，扣腰

**【做法】**具体做法见“消化不良，如何调理脾胃”方法2和方法3（本书第91页）。

**【功效】**甩胯扭腰使臀部和腰部不停地左右摆动，可以增大腹压，促使肠道和内脏运动。扣腰动作在身体前面牵动气海和中极穴，后面直接拉动大肠俞、小肠俞和膀胱俞穴，能够加速肠道蠕动，增加排便的动力，还可以调理脾胃，增强食欲，通便利尿，加速新陈代谢。

**【防治】**便秘，解大便困难。

**【方法2】**拇指尖压中指端（李大夫提供）

**【做法】**蹲（坐）在便池上，两臂弯曲，双手捧到腹前。手心向上，双手食指尖相对，但不接住。中指弯曲，拇指指端轻轻压住中指指端（图4－41），双手不用力。上身挺直，向下行气用力即可。方法简单，行之有效。

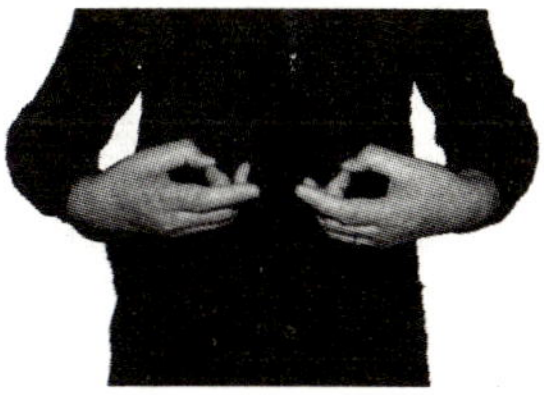

图4－41

**【防治】**排便困难。

**【方法3】**运气

**【做法】**蹲坐在便池上，双手放在膝盖上，挺胸收腹，眼睛轻轻闭合。从胸椎开始加意念“放松”。让意念“放松”沿着脊椎下行到肛门。一遍不行，多做几遍，就可以增强排便动力。

**【功效】**挺胸收腹，意念“放松”下行，可以加大腹压，通便利尿。

**【防治】**便秘。

**【方法4】**前打丹田后打命门

**【做法】**

(1) 两脚分开与肩同宽，双手握空拳，一手打丹田，一手打命门。随着双手轮换着打，前一拳，后一拳，臀部微微扭动。如此动作连打60次。手法由轻到重。

(2) 打完之后，接着揉气海穴。右手顺时针揉30次，左手逆时针揉30次。

**【功效】**前打丹田后打命门，前面直接使力量传递于结肠和消化道，后面直接将力量传递于大肠俞和小肠俞穴。如此运动，可以促使肠胃蠕动，增强腹压，通便利尿。

**【防治】**习惯性便秘。

**【方法5】**揉压气海穴，压中极穴

**【做法】**

(1) 患者仰卧在床，医者把双手重叠，揉压患者气海穴。手法由轻到重，最后双手重叠重压气海穴，以患者感到两腿发热为度。医者压住不动，过10秒再松手。照此做法，连做3遍。

(2) 患者仍然仰卧在床，医者把食指、中指和无名指并拢，点压患者的中极穴。手法由轻到重，直到患者感到疼痛再松手。照此做法，连做3遍。

**【功效】**

(1) 揉压气海不仅可以补气，调理气血和脾胃，同时还可以增加腹压，增加排便的动力。

（2）压中极穴可以促使大肠蠕动，调理新陈代谢，通便利尿。

**【防治】**便秘。

**【方法6】**盘腿禅坐

**【做法】**双腿盘起，两脚压在腿下，双手放在双膝上，眼睛轻轻闭合，挺胸端坐，意守丹田。选一个安静的、不受干扰的环境，每天禅坐1小时或更长时间。

**【功效】**禅坐是静功的一种方式。静坐到一定程度，就会感到全身轻松，气血通畅。坐功可以加大腹压，调节新陈代谢，还可以平衡气血，调理内分泌，保持阴平阳秘，祛病延年。

**【防治】**

（1）内分泌失调，血压增高。

（2）便秘。

**【方法7】**多吃含粗纤维的食物

人们都知道，多吃水果和蔬菜可以帮助消化。常吃粗纤维的食物，如韭菜、芹菜、苋菜等，也可以帮助消化。因为纤维素有亲水性，能吸收水分，可以使肠道的食物残渣膨胀，刺激肠道，促使肠道蠕动，增强腹压，有利于排便。

**【防治】**习惯性便秘。

## 二十一、慢性结肠炎的克星

结肠炎属于慢性肠道病。引起结肠炎的发病原因很多，或由于精神刺激，或由于寒凉瘀滞、脾胃虚弱，或由于肠道细菌感染、损伤结肠黏膜所致。其表现主要是腹泻、排出脓血便或黏液血便。患者常常感到四肢无力、腹痛、便急、便稀，大便次数多，但量不大。每天几次，甚至十几次。急性肠炎久治不愈，就会转成慢性。可以参考以下3种防治方法。

【方法1】药物治疗——口服云南白药（宋大夫处方）

成年人每小瓶云南白药分4次服用。把1/4云南白药倒入汤勺，用酒或温开水调成糊状吞服后，用温开水送下即可。一日2次，空腹服用。早饭前一次，晚上睡觉前一次。如果是红白痢疾，一定要用酒调服。见脓血者要用温开水将药调成糊状，用温开水送服。

**【防治】**结肠炎，痢疾。

**【病例】**30多年前慢性结肠炎曾经困扰我多年，久治不愈，时重时轻。平时不敢进凉食，特别是在炎热的夏季，连凉白开水都不能喝，更不要说吃冰糕之类。弄得我整日四肢无力，面黄肌瘦。什么药都吃过，仍不见效，医院怀疑我是结肠癌。宋大夫给我开了3瓶云南白药精（现在的云南白药）让我吃。她说："如果吃完之后仍不见效，再做进一步检查。"结果我吃了两天，病情就大有好转。我又接着吃了几瓶，就彻底好了。

从此，我经常把这个方子介绍给慢性结肠炎和痢疾患者，都收到了很好的效果。

【方法2】甩胯扭腰

**【做法】**具体做法见"消化不良，如何调理脾胃"方法3（本书第91页）。

**【功效】**甩胯扭腰使臀部和腰部不停地左右摆动，可以促使五脏和消化系统的运动。同时也牵动了脾俞、胃俞、肾俞、大肠俞、小肠俞、膀胱俞等重要穴位。可以起到调理脾胃、增强食欲和活血化瘀、疏通经络及气血的作用。

**【防治】**结肠炎，腹泻。

【方法3】揉压中脘、下脘、气海和中极穴

**【做法】**揉压中脘和下脘两个穴位各1分钟，手法由轻到重。用大鱼际揉气海穴，右手顺时针揉30次，左手逆时针揉30次，手法要重。然后再把双手叠压，振压气海穴6下。再用食指、中指和无名指并拢压中极穴，手法由轻到重，以让患者有较重的疼痛感为止。第1次压半分钟，抬起手停几秒后，再压1分钟，连压3次。

【功效】调理脾胃，加速新陈代谢，促使肠道蠕动，可以增强食欲，通便利尿。同时可以排出肠内瘀积之物，可以消除寒气，活血化瘀，使腹部和肠道经络、气血通畅。

【防治】结肠炎，痢疾。

## 二十二、防治腰痛的方法

腰痛也是一种常见病。发病的对象多数是中老年人或体弱多病之人。发病的原因很多，多数是因风寒袭腰，气血受阻；或扭伤摔伤，气血瘀滞；或坐姿不当，时间过长；或伸屈过猛等所致。这些都可能造成气血瘀滞，经络不通，引起强直性腰部疼痛，重者可能会造成腰肌损伤。

这里给大家介绍4种专治腰痛的疗法。

【方法1】转腰扣腰

【做法】

（1）两脚分开与肩同宽，双手叉腰站立，拇指在后。腰部从左→前→右到后，旋转9圈。臀部也随着腰部转动，上身不动。然后再向相反方向旋转9圈。

（2）保持叉腰站立的姿势不变。双膝微微弯曲，臀部快速下沉，同时收腹向前探腰。然后猛地直起身，挺胸鼓肚后，再臀部下沉，如此反复。腹部一收一鼓，身体随着动作一起一伏，连做9次，这叫扣腰。

【功效】

（1）连续左右转腰，直接活动到命门、肾俞、志室、气海俞和大肠俞等穴。这可以增强体质，舒筋活血。同时也可以松弛腰部肌肉，改变腰部疼痛的现象。

（2）连续扣腰，身体一起一伏，可以拉动背部腰阳关、大肠俞、关元俞、小肠俞和上髎等重要穴位。腹部可以运动到气海、关元、中极、腹结等要穴。这不仅可以强身健体，还可以疏通腰部经络，使腰部经络、气血畅通。

**【防治】**腰痛，腰肌劳损。

**【方法2】**甩胯扭腰

**【做法】**具体做法见“消化不良，如何调理脾胃”方法3（本书第91页）。

**【功效】**甩胯扭腰直接将力量传递于肝俞、脾俞、胃俞、志室、肾俞、气海俞、大肠俞和关元俞等穴。这可以调理脾胃，增强体质，舒筋活血，活血化瘀；使腰部经络、气血通畅，免生疾患。

**【防治】**腰痛。

**【方法3】**拔气探腰

**【做法】**具体做法见“胸闷、气短怎么办”方法5（本书第86页）。

**【功效】**拔气探腰时两臂运动不止，反复上举下探，泛臀塌腰，直接拉动腰部及下肢上的肌腱和经络穴位，使下肢经络、气血通畅。这可以健肾，补充元气，增强体质，同时还可以活血化瘀，使腰椎伸屈灵活。

**【防治】**腰痛。

**【注意事项】**腰肌劳损、腰痛的患者，开始按方法1、2、3练习时，不要用力过猛。特别是向下探腰时，一定要慢，根据自己的情况，量力而行。待到适应之后，再逐步加大力度。

**【方法4】**揉压穴位

揉压命门、肾俞、志室、气海俞、大肠俞和关元俞等穴。

前3个穴位用拇指重揉压，每个穴位揉压30下。后3个穴位用推拿法，由上而下推。手法由轻到重，连推30下。

**【功效】**补充体内元气，增强体质；疏通腰部经络，使腰部经络、气血通畅。

**【防治】**腰痛。

**【病例】**

（1）刘先生，70多岁。20多年前，不慎扭伤腰，后来这二十几年间腰痛不断发作。严重时，弯腰拿东西或侧身接电话后，就直不起腰。一年总要犯病四五次，轻者休息一两天，重者需要上医院治疗，卧床休息。两年前开始按照防治疾病的健身法中的有关锻炼方法锻炼，一年后腰痛病痊愈。

（2）赵女士，50多岁，知青下乡时扭伤了腰。这几十年间，饱尝腰痛疾患的痛苦。不仅成了有名的老寒腰，怕冷，即便是大夏天，坐在那儿也需要用东西护住腰。而且腰病犯时，疼痛难忍，每年至少犯病两三次。轻者需卧床休息几天，重者需要送进医院治疗。按照防治疾病的健身法中的有关锻炼方式，以及本节中介绍的锻炼方法锻炼后，现在已经痊愈。

## 二十三、尿频、尿急怎么办

尿频、尿急是中老年人的常见病。其症状是尿意急切，次数增多而量很少，严重者有淋漓现象。其原因多是膀胱有炎症，或因劳累过度，体弱肾虚所致。防治方法有以下4种：

**【方法1】**转腰扣腰

**【做法】**具体做法见“防治腰痛的方法”方法1（本书第99页）。

**【功效】**

（1）左右连续不断地扭动腰部，直接牵动到肾俞、气海俞、大肠俞和膀胱俞等穴，可以增强体质，舒筋活血，补充体内元气。

（2）连续扣腰，身体一起一伏，拉动任脉和督脉的下端。腹部可运动到气海、关元、中极和腹结，背后可以拉动肾俞、大肠俞、关元俞和膀胱俞等穴。这不仅可以增强体质，还可以疏通经络，活血化瘀。

**【防治】**尿急、尿频。

**【方法2】**揉压腰眼，叩击臀部

**【做法】**

（1）双脚分开站立，双手叉腰，拇指在后。用双手的拇指揉压腰眼，可以防治腰痛，健肾。

（2）双脚并拢，翘臀塌腰。双手握空拳，同时叩击腰眼、膀胱俞、中髎和下髎穴。手法由轻到重，连续叩击60次。

**【功效】**尿频、尿急，多数是由于肾亏所致。叩击臀部可以强肾健体，增强肾功能。

**【防治】**尿急、尿频。

**【方法3】**揉压气海、中极等穴，推拿肾俞、气海俞、大肠俞和膀胱俞等穴

**【做法】**双手重叠揉压气海穴60下，顺时针揉压30下，逆时针揉压30下，手法要重。双手食指、中指和无名指并拢，压中极穴，由轻到重。当患者感到痛时，压住别动，数秒之后抬起手，然后再压。如此做法，连压3次。自上而下推拿肾俞、气海俞、大肠俞和膀胱俞。手法由轻到重，连续推拿10遍。

**【功效】**揉压、推拿以上穴位，可以加速新陈代谢，排出肠道的瘀滞之物；同时还可以疏通经络，强肾健体。

**【防治】**尿急、尿频。

**【方法4】**用意念疗法

**【做法】**平躺，或坐或站立时，眼睛轻轻闭合，心想双侧的肾。静静地想，直到感觉肾部发热为止。

【功效】根据运动生理学的原理，心想哪里，心肌就会加速向哪个部位输送血液和养分。经常静心想肾脏，就会增强肾功能，改变肾亏或肾虚的状况。这不仅可以防治尿频、尿急的现象，还可以强身健体，改变体弱多病的体质。

【病例】

（1）李女士，50 多岁。此前得过大病，身体虚弱。病愈后，经常尿频、尿急，次数多，量少，严重时来不及蹲下，就尿湿裤子。有时候连咳嗽一声都会尿裤。用上述方法治疗一个月之后，尿频、尿急现象消失。

（2）马女士，70 多岁。开始她只是尿急，有时候想解小便，走不到厕所就尿湿裤子。后来越来越严重，每天小便十几次，还感到腰痛。每天尿湿的内裤都有五六条。用上述方法（2）和（4）治疗两天，大有好转。治疗半个月后，就痊愈了。

类似这样的病例还有几个，在此不再赘述。

## 二十四、如何防治腿痛

腿痛是常见病、多发病，尤其是中老年人，发病的频率也比较高。其原因多是外受风寒，气血瘀滞，经络受阻，或因外伤所致，使膝关节滑膜层变形。无论腿上哪个部位的经络受阻，最终的疼痛部位多数出现在膝关节周围，严重者会引起膝关节病变，如骨质增生、滑膜炎等。因此，防治腿痛的关键是疏通腿部经络、气血，运动肌腱，活血化瘀，强筋壮骨，使腿部经络、气血通畅。

防治的方法有以下 3 种：

【方法 1】床上运动——蹬腿

【做法】具体做法见“晚上入睡慢或难，常常失眠怎么办”方法 1（本书第 69 页）。

【功效】

(1) 在蹬腿时，双脚的脚后跟用力向前蹬，直接拉动股二（四）头肌、半腱肌、半膜肌、腓肠肌、小腿后群肌和跟腱。同时也牵动了腿部的主要经络，使腿部的肌腱和经络舒展，气血通畅。

(2) 用力转动双脚，脚趾上跷或下扣，牵动了脚踝上的肌腱、经络和穴位，也牵动了股内侧肌、股外侧肌、髌骨和髌韧带。因而可以使骨骼肌强壮，肌细胞增大，骨骼肌中的结缔组织和毛细血管增多，膝关节处滑膜层的面积增大。这不仅可以活血化瘀，疏通经络，增强腿部力量，还可以防治膝部骨质增生。

骨质增生又称骨性关节炎或退行性关节炎。其发病原因是：骨关节不稳，退化，机体为稳定关节，骺软骨细胞分裂增殖后骨化，就形成了骨质增生。溢出部分骨化后，就形成骨刺。外伤最容易引发骨质增生。膝关节是骨质增生的多发处之一。膝关节骨质增生，常常使患者行动不便，疼痛难忍。强筋壮骨是治疗骨质增生之本，镇痛消炎只治标不治本。科学地蹬腿、踢腿、转脚，可以使下肢肌腱舒展，肌细胞增大，骨骼肌中的结缔组织和毛细血管增多，进而可以强筋壮骨，使经络、气血通畅。这是治疗腿痛、腿抽筋、膝部骨质增生的有效方法。

【防治】

(1) 腿痛。

(2) 膝关节骨质增生。

(3) 坐骨神经痛。

【方法2】蹬腿画圆

【做法】

(1) 两脚分开，双手叉腰，拇指在后。左脚尖向外开一点，在地上站稳。右腿向前伸，脚后跟用力向前蹬，脚趾用力向上跷，如此动作连做6次。脚尖点地后，右腿再向后踢6次（图4－42）。

(2) 右脚脚尖向外开一点，在地上站稳后，左腿向前伸，脚后跟用力向前蹬，脚趾用力向上跷（图 4－43）。如此动作连做 6 次。然后脚尖点地后，左腿再向后踢 6 次。

（3）抬起右脚，使膝盖与大腿呈平行状（图 4－44）。脚尖对地画圆，转动脚踝，左 3 圈，右 3 圈。然后抬起左脚，做以上动作。

以上是第 1 遍，共做 3 遍。

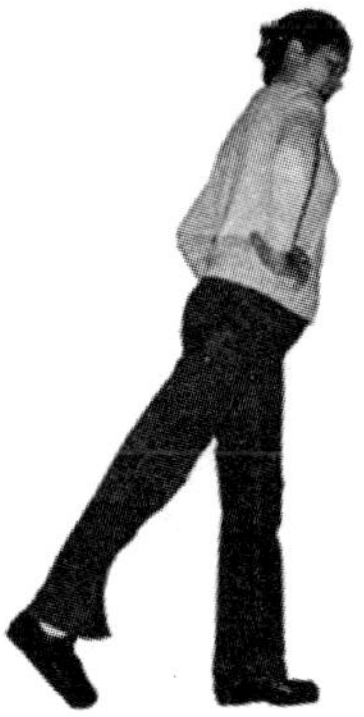
图 4－42

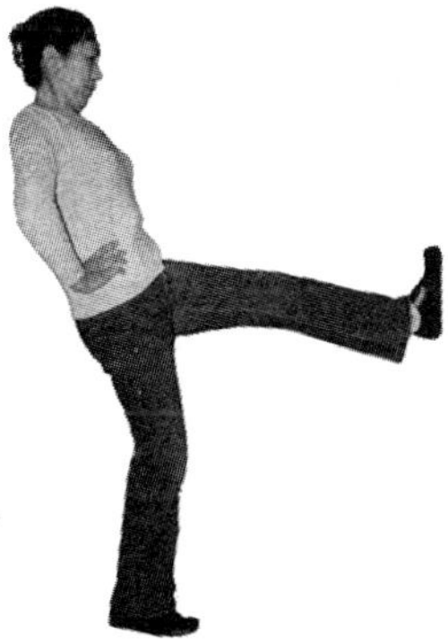
图 4－43

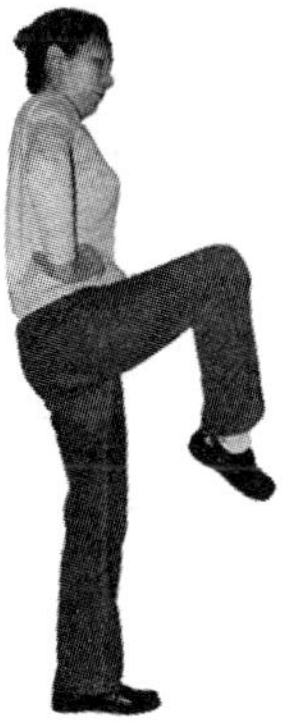
图 4－44

**【功效】**

（1）向前蹬腿，向后踢腿，可以直接拉动臀大肌、股二（四）头肌、半腱肌、半膜肌和小腿前（后）群肌，使腿部肌腱和经络更加舒展。这不仅可以使腿部经络、气血通畅，还可以使肌原纤维变粗、变长，肌细胞增大，进而可以增强腿部力量。

（2）脚趾上跷，或脚尖对地画圆，直接运动脚踝和跟腱，牵动髌骨和髌韧带，可以增大膝部滑膜层的面积，有利于膝部的养分分解和供应。同时还可以使膝部骨骼肌中的结缔组织和毛细血管增多，使膝关节运动灵活，气血通畅。

**【防治】**

（1）腿痛。

（2）膝关节骨质增生。

**【方法 3】** 按摩血海、阴陵泉、足三里等穴

**【做法】** 用拇指分别按摩血海穴和阴陵泉穴各 1 分钟，然后再按

摩足三里穴1分钟。

**【功效】**按摩这几个穴位可以促使膝关节血液循环，进而可以驱寒祛风，活血化瘀，同时还可以保证膝部的养分供应，防止膝关节老化和滑膜层萎缩，增强腿部的灵活性。

**【防治】**腿痛。

**【方法4】**艾灸

**【做法】**把随身灸盒绑在脚下，灸半个小时左右，然后再灸阴陵泉和血海穴。

**【功效】**中国有句俗话："脚不能受凉，头不能捂。"用艾灸脚心和上述两个穴位的方法，可以驱寒，活血化瘀。对于因受寒而腿痛的患者，这个方法行之有效。

**【防治】**腿痛。

## 二十五、坐骨神经痛的锻炼方法

坐骨神经痛也是一种多发病，而且多数属慢性。疼痛起来放射性很强，通常疼痛从臀部开始，然后上至腰部，下至下肢和足部，都会有疼痛感。病因多数是风、寒、湿邪侵袭，导致经络、气血瘀滞所致，或是因椎间盘突出等疾病引发。因而，治疗这种病，最好是用适当的方法进行锻炼，疏通经络，活血化瘀，使臀部和腿部经络、气血通畅。强筋壮骨是治疗坐骨神经痛的有效办法，锻炼方法有以下5种。

**【方法1】**床上运动——蹬腿

方法和功效见"如何防治腿痛"方法1（本书第103页）。

**【方法2】**拉弓压腿

**【做法】**

（1）双脚并拢，双手抱拳到胸前，同时吸气。

（2）右腿弯曲，下蹲。同时左脚和左手同时向左侧伸出，脚后跟用力向外蹬，同时向下压腿。左手食指和中指直指左脚（图 4－45），右手仍握拳到右耳梢，呈拉弓状，同时呼气。

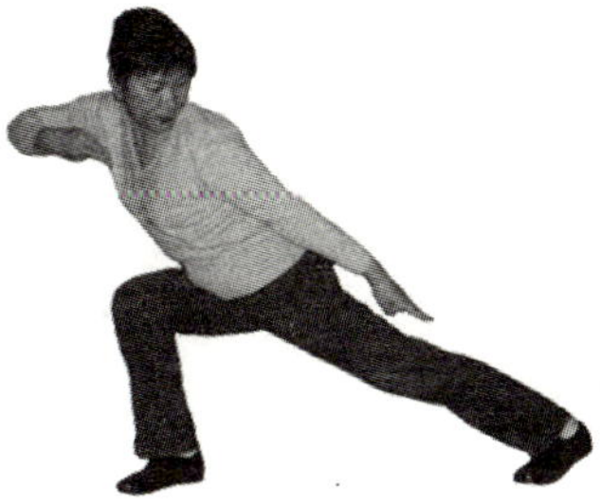

图 4－45

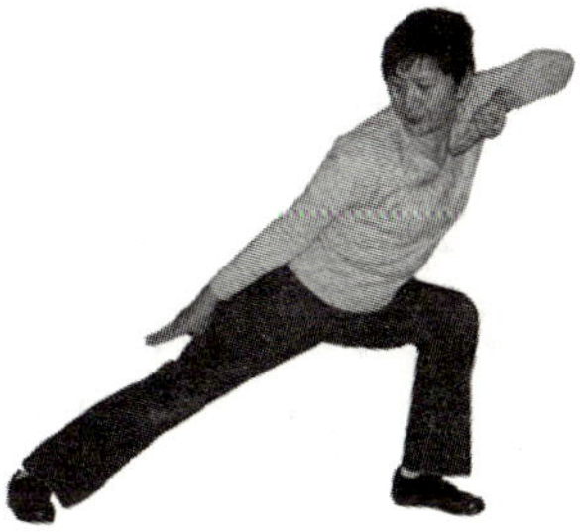

图 4－46

（3）收回左脚和左手，同时吸气。放下右手，双脚并拢，还原呼气。

（4）左腿弯曲，下蹲。右脚和右手同时向右侧伸出，脚后跟用力向外蹬，同时向下压腿（图 4－46），其他动作同前，方向相反。

以上动作左右反复，每边各做 6 遍。

**【功效】**

（1）这是一项全身运动。用力向外伸腿、伸臂，同时脚跟用力向外蹬，可以舒展全身经络和肌腱，使全身经络、气血通畅。

（2）在脚跟向外蹬的同时，用力压腿。这不仅可以运动到髌骨、髌韧带、小腿后群肌和跟腱，使下肢经络舒展，膝关节的滑膜层增大，有利于膝部养分的分泌和吸收，同时还直接牵动了下肢上的神经网，如坐骨神经、臀下神经、腓总神经、胫神经等，使肌细胞增大、骨骼肌中的结缔组织和毛细血管增多，进而可以强筋壮骨。

（3）随着下肢一伸一缩，使下肢的神经系统更加舒展、灵活。因而可以活血化瘀，使腿部经络、气血通畅。

**【防治】**

（1）坐骨神经痛。

（2）腿痛。

**【方法3】**蹬腿画圆

**【做法】**具体做法见“如何防治腿痛”方法2（本书第104页）。

**【功效】**

（1）向前蹬腿可以拉动臀上（下）神经、坐骨神经、腓总神经、胫神经。向后踢腿，可以拉动股神经、隐神经、腓深（浅）神经，可以使下肢经络、气血通畅，强筋壮骨，活血化瘀。

（2）脚尖对地画圆或蹬腿时，脚趾上跷，直接运动到脚踝和跟腱，牵动髌骨和髌韧带，使腿部骨骼肌中的结缔组织和毛细血管增多，肌细胞增大。因而可以强筋壮骨，活血化瘀，舒展腿部经络，缓解坐骨神经痛引起的放射性疼痛。

**【防治】**坐骨神经痛。

**【方法4】**拔气探腰

**【做法】**具体做法见“胸闷、气短怎么办”方法5（本书第86页）。

**【功效】**拔气探腰主要是上肢和腰部运动。上肢运动不止，两臂反复上举下探，泛臀塌腰，除了直接牵动腰丛、骶丛、马尾和坐骨神经外，同时也牵动了臀大肌、半腱肌和半膜肌，再加上两臂上举时，脚尖点地，身体向上拔高，这样可以伸展全身经络，活血化瘀，强筋壮骨，使全身经络、气血通畅。

**【防治】**

（1）坐骨神经痛。

（2）腰痛。

**【方法5】**舒胸固腰

**【做法】**具体做法见“胸闷、气短怎么办”方法4（本书第85页）。

**【功效】**双手拇指压命门之后，两臂后伸外展，上身前探，臀部后坐，就拉动了臀上（下）神经、坐骨神经、胫神经等下肢上的神经和肌腱。这不仅可以强筋壮骨，使经络、气血通畅，还可以健肾、补充体内元气，进而可以增强体质，增强自身对疾病的抵抗能力。

**【防治】**坐骨神经痛。

## 二十六、如何防止身体过早萎缩和衰老

中国已经步入老龄化社会。因此，老年人的健康状况，直接影响到整个国民的平均生活质量。身体萎缩在60岁以上的老年人中常见，一般情况下，一年萎缩1厘米左右。严重者一年萎缩几厘米，甚至更多。这种现象不同于由于疾病引起的肌肉萎缩或骨骼萎缩病。这不是病态，是由于机体退化而引起的萎缩。人到一定年龄，机体就会退化，身体就会萎缩。如果营养得当，再加上适当的运动，保持身体的活力，这种萎缩可以减缓。

常言道：“人老先从腿上老”，人的身体萎缩在腿部表现最明显。舒展全身经络，运动腿部肌腱，是防止身体过早萎缩、延缓衰老的关键。方法有以下4种：

**【方法1】**蹬腿画圆

**【做法】**具体做法见“如何防治腿痛”方法2（本书第104页）。

**【功效】**

（1）连续蹬腿，拉动半腱肌、半膜肌、小腿后群肌和前群肌，使腿部的肌腱尽量舒展。经常做此项运动，可以防止身体过早萎缩，延缓衰老。

（2）脚跟用力向前蹬，同时脚趾向上跷，不仅可以拉动腿上的肌腱和跟腱，也舒展了下肢的经络，因而可以加速血液循环，使腿部经络、气血通畅；还可以保持腿部的活力，防止机体过早退化，延缓衰老。

（3）脚尖对地，左右转脚踝画圆，不仅可以拉动脚踝和足部的肌腱、经络和穴位，使足部经络、气血通畅，同时也牵动了足背静脉弓。足背静脉弓是血液向上回流的起点。常转动脚踝，可以舒展足部经络，防止静脉瘀滞；可以加速血液循环，改变大脑供血不足的现象。进而可以延缓机体退化和衰老。

【防治】身体过早萎缩。

【方法2】床上运动——蹬腿

【做法】具体做法见“晚上入睡慢或难，常常失眠怎么办”方法1（本书第69页）。

【功效】

（1）蹬腿拉动小腿后群肌、小腿前群肌、大腿的半膜肌和半腱肌，使腿部肌细胞增大，肌原纤维变粗变长。这可以强筋壮骨，增强体质，使肌腱更富于弹性，经络舒展，气血通畅。

（2）转动脚踝，脚趾上跷或下扣，拉动脚踝和脚部的肌腱；牵动足背静脉弓，防止静脉瘀滞和曲张，加速血液循环，延缓机体退化。

（3）蹬腿、转动脚踝，直接拉动脚部和腿部的经络，使腿部足部经络、气血通畅。坚持每天晚上入睡前蹬一蹬腿，不仅可以防止腿抽筋，还有利于睡眠。早上起床前蹬一蹬，走路步幅更轻盈。经常蹬腿，可以强筋壮骨，防止腿部肌腱和经络退化，延缓衰老。

【防治】身体萎缩，过早衰老。

【方法3】拔气托天

【做法】

（1）双脚并拢，塌腰泛臂，双手在接近地面时，呈抱球状。

（2）用内力双手转掌，吸气，手心向上。然后猛地上举托天，挺胸收腹，两臂向上伸直，同时呼气。然后再吸一口气，同时脚尖点地，身体向上拔高。

（3）转掌手心向下，捧气灌顶，同时呼气。

（4）当双手从面前下来到胸前后，双手重叠扣丹田，同时脚尖点地，吸气，身体向上拔高。然后双手下推，还原呼气。

【功效】

（1）两臂猛地上举托天，脚尖点地，身体向上拔高，这一系列动作是形体锻炼。可以拔高身体的主要关节，伸展全身经络，使全身经络、气血通畅，可以缓解机体老化，防止身体过早萎缩。

（2）双手托天，呼气、吸气，可以调节身体平衡，老年人经常做，可以防止走路把握不住方向，东倒西歪。

**【防治】**

（1）身体过早萎缩。

（2）走路把握不住方向。

**【方法4】**望天长呼

**【做法】**具体做法见“足不出户就能治疗颈椎病”方法2（本书第49页）。

**【功效】**

（1）挺胸收腹，四肢伸展，上手用力托天，下手用力按地，不仅能调理脾胃，还可以使全身经络舒展，气血通畅，防止中老年人身体过早萎缩。

（2）身体姿势保持不变，甩头望天，长呼长吸3次。然后上手转掌下扣，下手转掌向上托，双手呈抱球状，到腹前时，脚尖点地，吸气，双手扣丹田。这一系列动作都促使身体向上拔高。经常做此项运动，可以延缓机体退化，防止身体过早萎缩。

**【防治】**身体过早萎缩。

**【病例】**马女士，74岁。68岁那年，发现她的个头由原来的1.55米变成了1.53米，3年萎缩了将近2厘米。从此她坚持锻炼，经常做上述方法（1）和（2），遏制住了非正常的萎缩。

## 二十七、防治腿和脚趾抽筋

腿脚抽筋是局部肌肉强直性收缩引起的肌肉痉挛。一旦发生腿抽筋，人就动弹不得。这种现象常常发生在晚上睡觉时。严重时，走路也会发生。轻则麻木，重则疼痛难忍。其原因很多，其一是外受风寒，经络受阻，气血不通所致；其二是睡眠姿势不当或睡眠时间过长，代谢物堆积使气血瘀阻，引起肌肉痉挛；再者就是老年女性骨质疏松所致。因此，防治腿脚抽筋，首先就要疏通经络，加速血液循环和新陈代谢，防止气血瘀阻。防治的方法有以下 3 种：

**【方法 1】**蹬腿画圆

**【做法】**具体做法见“如何防治腿痛”方法 2（本书第 104 页）。

**【功效】**

（1）连续蹬腿、踢腿，拉动半腱肌、半膜肌和小腿后群肌，也牵动了髌骨和髌韧带，使腿部骨骼肌中的结缔组织和毛细血管增多、肌细胞增大，进而可以活血化瘀，强筋壮骨，使腿上的肌腱和经络伸缩自如，气血通畅。

（2）脚后跟用力向前蹬，脚趾上跷，尽量舒展腿部和脚部的经络和肌腱，使腿部和脚部的经络、气血通畅，肌细胞增大，增强腿部的活力，加速血液循环，防止经络、气血瘀滞。

（3）脚尖对地左右转脚踝画圆，脚趾上跷，直接拉动踇长（短）伸肌、趾短伸肌和跟腱。同时也拉动了脚踝和足背静脉弓，这可以加大下肢血液回流的动力，促使血液回流，加速血液循环，防止气血瘀阻，使腿部和足部的经络舒展，气血通畅。

**【防治】**腿抽筋，脚趾抽筋。

**【方法 2】**拉弓压腿

**【做法】**具体做法见“坐骨神经痛的锻炼方法”方法 2（本书第 106 页）。

**【功效】**左右拉弓压腿，直接牵动缝匠肌、腓肠肌和比目鱼肌。这可以使肌原纤维变长变粗，肌细胞增大；增强臀部肌腱、大腿肌腱和小腿肌腱群的收缩能力，使腿部的经络得到充分舒展，进而可以防止气血瘀阻，使腿部经络、气血通畅。

**【防治】**腿抽筋。

**【方法3】**床上运动——蹬腿

**【做法】**具体做法见“晚上入睡慢或难，常常失眠怎么办”方法1（本书第69页）。

**【功效】**

（1）蹬腿直接牵动小腿后群肌和前群肌，以及大腿上的半腱肌、半膜肌和跟腱，使肌原纤维变粗变长，肌细胞增大，加速腿部血液循环，进而可以强筋壮骨，增强体质，防止气血瘀阻，使腿部经络舒展，气血通畅。

（2）旋转脚踝，脚趾上跷或下扣，可以直接牵动脚踝和脚上的肌腱，牵动腿部和脚部的经络穴位，如太冲、行间、三阴交等。这样可以加速血液循环，使腿部和足部经络、气血通畅。每天晚上睡觉前蹬一蹬腿，有利于睡眠；早上起床前再做一遍，走起路来腿部就会倍感轻盈。坚持天天做，不仅可以防治腿脚抽筋，还可以防治腿痛。

（3）旋转脚踝，脚趾上跷或下扣，直接运动到足背静脉弓。足背静脉弓是下肢血液向上回流的起点。常运动脚踝，可以促使血液回流，加速血液循环，防治静脉曲张和腿抽筋。

**【防治】**腿抽筋，脚趾抽筋。

**【应急处理】**腿抽筋常常是突发症状，不分时间场合，让人猝不及防，而且疼痛难忍。要立即缓解这种状况，可采取以下措施：

（1）向上扳大踇趾。哪条腿抽筋，就扳哪只脚的大踇趾。

（2）按揉太冲、足三里穴。手法由重到轻，多揉一会儿。然后按摩、推拿小腿后肌群，自上而下进行推拿。

## 二十八、防治下肢静脉曲张（不用做手术）

静脉管中的血液压力小，流速缓慢，管壁又薄，因而最容易引起血液瘀滞，使管道狭窄，进而加剧血液在管内的瘀滞，引起管壁变形。下肢静脉曲张就是下肢皮下静脉（也叫浅静脉）变形、扩张，或弯曲呈团状，引起血液滞留管内所致。轻者下肢起青筋，重者下肢肿胀、起青块儿。患者时常感到疼痛，步履艰难。后期会引起下肢溃疡。

下肢静脉曲张是某些职业的常见病，如纱厂女工、教师、驾驶员、常在稻田里作业的农民和一些重体力劳动者。长久站立，使下肢长久弯曲，或因劳动量过大，腹腔内压增高，是这类人群患下肢静脉曲张的主要原因。因此，治疗这种病的关键是疏通经络，活血化瘀；加速血液回流，使经络、气血通畅，减轻浅静脉内的压力。

患这种病的患者，严重时，通常都须通过手术进行治疗。下面我将向大家介绍几种治疗下肢静脉曲张的方法，只要没有出现溃疡，不吃药不打针就可以治愈这种病。

**【方法1】**伸气运动

**【做法】**具体做法见“足不出户就能治疗颈椎病”方法4（本书第51页）。

**【功效】**

（1）伸气运动牵动五脏和脑，可以强制性地疏通中枢神经，加速血液循环，增强干细胞活力。一旦疏通中枢神经，就可以牵动全身的经络，激活自身抵御疾病的本能，增强生命的活力。

（2）每次连续做伸气运动20分钟以上，用耸肩的办法，增强心肌，使气血向下行，加速全身的血液循环，使全身经络、气血通畅。同时还可以疏通经脉，清除静脉管壁的遗留物，进而可以起到活血化瘀的作用。

**【防治】**下肢静脉曲张。

**【方法2】**床上运动——蹬腿

**【做法】**具体做法见“防治腿和脚趾抽筋”方法3（本书第113页）。

**【功效】**

（1）蹬腿拉动小腿后群肌、小腿前群肌、大腿上的半腱肌和半膜肌，使腿部肌腱和经络舒展，同时也运动到大隐静脉和小隐静脉，使气血通畅，加速腿部血液循环。

（2）旋转脚踝，脚趾上跷或下扣，拉动脚踝和脚上的肌腱，牵动腿部和脚部的经络穴位。同时也直接运动到跟腱和足背静脉弓（图4－47）。下肢的浅静脉就起于足背静脉弓。大隐静脉起自足背静脉弓的内侧，是浅静脉曲张的多发部位。小隐静脉起自足背静脉弓的外侧，沿小腿后面上升，也是静脉曲张的多发部位。足背静脉弓是下肢静脉回流的起点。经常做踝关节的旋转运动和伸屈运动，直接牵动足背静脉弓，可以舒展下肢静脉，加大下肢静脉回流的动力，加速血液循环，防止静脉硬化和血液瘀滞。同时还可以清除静脉管壁的滞留物，减轻浅静脉内的压力，促进腿部的血液循环，防止静脉曲张。

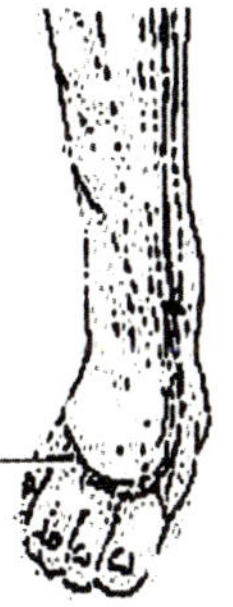

图4－47

**【防治】**下肢静脉曲张，腿痛。

**【方法3】**按摩足背静脉弓

**【做法】**自我按摩。在做完床上蹬腿运动之后，用右脚的脚后跟揉左脚的足背静脉弓2分钟。然后再用左脚的脚后跟揉右脚的足背静脉弓2分钟。

**【功效】**足背静脉弓是下肢血液向上回流的起点，这样做，可以增强血液回流的动力，防止血液在静脉管壁滞留。同时还可以清除静脉管壁的滞留物，减轻浅静脉管内的压力，促进腿部血液的循环，防治静脉曲张。

**【防治】**下肢静脉曲张。

**【方法4】**拉弓压腿

**【做法】**具体做法见“坐骨神经痛的锻炼方法”方法2（本书第106页）。

【功效】

（1）压腿时，一条腿向外伸，脚跟用力向外蹬，拉动小腿前群肌和后群肌，以及大腿的半腱肌和半膜肌，使腿部肌腱和经络舒展，气血畅通。同时也运动到踝关节和足背静脉弓，使踝关节伸屈灵活。可以舒展下肢浅静脉，减轻浅静脉内壁的压力，防止静脉瘀滞和受阻，促使血液向上回流，加速血液循环。

（2）另一条腿下蹲，压腿，直接运动到大隐静脉和小隐静脉，这也可以减轻下肢浅静脉内的压力，使腿部肌肉放松，加速血液循环。如此动作，两腿轮换着做，不仅可以使腿部经络、气血通畅，还可以增强腿部力量，防治下肢静脉曲张。

【防治】下肢静脉曲张，腿痛。

【病例】

（1）唐女士，60 多岁，郑州市民。患静脉曲张已经有十多年，双腿青疙瘩暴起，小腿前群肌、后群肌青块连成片，严重静脉曲张。疼痛越来越重，晚上睡觉也痛。她每天和大家一起做“防治疾病的健身法”，回到家里，有空就做蹬腿运动。半年之后，小腿上的青块小了许多，青疙瘩也不再发青，腿也不再痛了。

（2）笔者为教师，几十年的讲坛生涯，留下了严重的下肢静脉曲张。曾经一度腿痛、腿抽筋，不能骑自行车。在治疗偏瘫的过程中，同时也治好了下肢静脉曲张和腿痛的毛病。

类似这样的例子还有两个，一个是教师，一个是司机，都没有唐女士的严重，经过一年左右的锻炼之后，都不再疼痛。

## 二十九、如何治疗脑栓塞病引起的偏瘫

近年来，在中老年人中，脑栓塞病的发病率也比较高。发病的原因是因脑血管不通畅，气血瘀阻所致。通常得这种病的人都是大脑一侧的某个部位气血瘀滞，形成了栓，这个栓就直接影响到身体另一侧

的经络、气血，使气血瘀滞，形成半侧瘫痪，这就是此病的后遗症。轻者是身体一侧的手脚不灵，有僵硬感觉；或是一侧肩膀有点下垂，走起路来，身体有点倾斜。重者则是半侧身子全瘫，生活完全不能自理，有的甚至失语。不管是身体一侧轻度失灵，还是较重的瘫痪，如果得不到及时治疗，随着时间的推移，病情都会加重。

在发现有脑栓塞症状之后，应立即住院治疗，用药物尽快控制住病情的发展。但是其后遗症很难消失，即使大脑部位的血栓已经疏通，或已化解，想完全康复，也需要一个过程。偏瘫用药物治疗的康复效果有限，必须辅以康复锻炼。要想使其后遗症完全消失或基本消失，其先决条件有两个：一是意志要坚定，不怕痛，不怕苦；二是进行科学的康复锻炼。

在康复的过程中，患者的第一反应除了累，就是“痛”。有的偏瘫患者在康复的过程中，不仅怕累怕痛，而且还有一种错觉：认为由不痛到痛，甚至痛得很厉害，可能是病情加重了，就不敢再进行锻炼了，因而半途而废，使病情更加严重。

痛对于偏瘫病来说是好事，不是坏事，因为痛说明患侧的神经已经开始复苏。而且，随着锻炼的深入，疼痛的感觉会加剧。这不是病情的恶化，而是病情好转的象征。在这种情况下，锻炼绝对不能停止，否则就会前功尽弃。坚持锻炼，疼痛的感觉慢慢就会消失，病也就好了。这正像登山运动员登山一样，快到顶峰时最艰难。如果能咬紧牙关坚持一下，你就能大获全胜，无限风光在险峰。

要用科学的锻炼方法，进行艰苦的锻炼。如果患者的身体素质比较好，又具备以上 2 个条件，康复是完全有希望的。这里，根据我自己的经验，给大家介绍 5 种锻炼方法。

**【方法 1】**十指叩头、干梳头，揉风池穴和天柱穴

**【做法】**具体做法见“如何防治脑动脉硬化”方法 1 和方法 2（本书第 54 页）。

**【功效】**

（1）偏瘫是由于大脑气血循环不畅，脑血管瘀阻，引起脑栓塞所致。因此治疗此病，要先从头部开始。用十指指端叩击头部、干梳头，不仅可以疏通和修复受损的微脑血管，同时还可以活血化瘀，防止微脑血管阻塞，使头部经络、气血通畅。

（2）反复揉风池穴和天柱穴，可以改善大脑供血不足，缓解脑动脉硬化，使头部经络、气血通畅。脑栓塞病的复发率很高，复发的次数越多，此病就越难治愈。改善大脑供血不足，使头部经络、气血通畅，有利于后续的治疗。

**【防治】**

（1）微脑血管瘀阻。

（2）神经性头痛。

（3）大脑供血不足。

**【方法2】**伸气运动

**【做法】**具体做法见“足不出户就能治疗颈椎病”方法4（本书第51页）。

**【功效】**

（1）伸气运动牵动五脏、脑和脊髓。连续大强度耸肩，可以疏通中枢神经，增强干细胞的活力；同时，伸气也是激发自身抵御疾病本能的特效运动。

（2）每天坚持做伸气运动，每次不间断地连续做20分钟以上，可以增强心肌，疏通四肢经络、气血。同时还可以活血化瘀，加速血液循环。

（3）在耸肩的过程中，让意念“通、通”，通过心肌和神经系统的传导作用，使气血加速下行，疏通由脑栓塞引起的气血瘀滞，疏通全身经络、气血，进而可以治疗由脑栓塞引起的偏瘫。

**【防治】**脑栓塞引起的偏瘫。

**【方法 3】**床上运动——蹬腿

**【做法】**具体做法见“防治腿和脚趾抽筋”方法 3（本书第 113 页）。

**【功效】**

（1）患偏瘫的人最明显的特点是：同侧的手指、胳膊和腿伸屈不能自如，经络不能疏通。蹬腿直接拉动小腿后群肌、小腿前群肌、大腿上半腱肌和半膜肌，可以使腿部经络舒展，气血通畅，加速腿部血液循环。

（2）蹬腿时，脚趾上跷或下扣，牵动脚踝和脚部的肌腱，牵动足背静脉弓，加速血液向上回流，促进血液循环。同时还可以牵动腿部和脚部的经络穴位，使下肢部位的经络、气血通畅，进而起到活血化瘀的作用。

**【防治】**偏瘫，腿抽筋。

**【方法 4】**转手摇臂

**【做法】**具体做法见“防治肩周炎的锻炼”方法 2（本书第 81 页）。

**【功效】**

（1）这是一项全身运动，随着摇动两臂，腰部左右扭动，两臂和双腿也运动不止。在上肢不停摇动的同时，双手手心始终保持向上，因此，手腕也在不停地转动。这就直接运动到上肢和手腕上的经络穴位，如大陵、神门、内关、曲泽等穴位，使上肢经络舒展，气血通畅。

（2）在转手摇臂的同时，双脚也在不停地左右移动，脚尖点地，身体向上拔高。随着吸气呼气，身体一起一伏，使肢体经络舒展，气血通畅，可协调四肢的平衡度和灵活性。

**【防治】**偏瘫。

**【方法 5】**做静功

如果脑栓塞引起失语，吐字不清，可以用做静功的方法治疗。做静功可以让头部气化，有利于脑功能的恢复，也可以治疗许多其他脑部疾患。这需要专心致志，长时间练，才能见成效。

**【做法】**找一个不受干扰的僻静地方，端坐在与下肢一般高的凳子上（或盘腿打坐），双手放在膝盖上。两眼轻轻闭合，舌尖抵上腭。下腭回收找喉头，喉头向后找玉枕，玉枕向上找百会。心想百会穴，让头部放松。随着意念下行，气血也向下行。当意念到脑中时，让意念停止下行，只想脑中。一直想脑中，直到意念中出现一个亮点后，再让这个亮点放大，意念再向虚空想。一直想到头部一片空白，没有任何感觉为止，坚持每天至少做一次。感到舌根和舌尖发麻时，再坚持几天，失语和吐字不清现象就会改善。但是这种功效要经过一段长时间，静心训练才能得到。

**【防治】**由脑栓塞引起的失语，吐字不清。

医治脑血栓引起的偏瘫是一项很艰苦的事，需要毅力和长期坚持。不进行艰苦的锻炼，光靠药物治疗，完全康复的可能性非常小。2000年初，我患脑栓塞引起偏瘫又失语，经过一年多的不懈努力才得以完全康复。后来有朋友就介绍患者来找我，慕名而来的患者主要有六人，其中有两人完全康复，有一位第3年就又走上了工作岗位。其余几个（两男一女），经过一段时间的努力，当时病情已经有明显好转，但在锻炼途中，由于忍受不了累和痛，或者是不相信这个方法能治好他的病，就半途而废了。因此，这几位朋友至今病情不仅没有好转，还有不同程度的加重，有的病情已经非常严重。还有一个老太太年近80岁，锻炼得也很艰苦，当时她已经能快速步行。后来由于她年事已高，又生其他疾患，才终止了锻炼。

**【病例】**

（1）笔者本人，72岁，得病时59岁。2000年元月初患脑栓塞，右边全瘫还失语。住院一个多月，花费2万多元，虽然控制住了病情，出院时，还是嘴歪脸肿，右脚拖着地，右手连1、2、3、4、5都不会写，吃饭时手拿不住勺子、筷子，生活不能完全自理。每天请按摩师按摩，也不见效，右腿还是失去了知觉，不知道疼痛。笔者姐夫是内科主任医师，他看了我的病情后，悄悄地对我的家人说："看来得给她准备个轮椅，完全康复的可能几乎没有。"

对于一个职业教师来说，突然嘴不能讲，手不能写，我不知道我的人生意义何在，曾一度产生了轻生的念头。后来家人把我送到一个康复中心，生活还是不能完全自理。那里的厕所是蹲便池，刚去那几天上厕所都是朋友站在便池后抱住我的腰。

经过康复班 12 天大强度的锻炼，我的右腿很快恢复了知觉，疼痛感一天天加剧，我忍着痛坚持锻炼。回家后，右腿膝部肿得发亮。老师说："回去后一定要坚持锻炼，再痛也要坚持，否则就会前功尽弃。"

在家里随着锻炼的强度加大，疼痛感也在加剧，右腿膝部肿得连正常的裤子都穿不上。每天晚上我搬着腿上床，搬着腿下床，躺在床上翻身都很困难。清晨 5 点半起床，把自己关在书房里，听着音乐，忍着剧痛，快速、大强度地做伸气运动 5 000 多下，然后再做其他运动。老伴儿给我擦着汗，问："就这样锻炼行不行?""不知道。"

剧烈的疼痛折磨着我，但是我心里清楚："不能停下来，否则不仅前功尽弃，将来也只有坐轮椅的份儿。运动是我站起来的唯一希望，我必须坚持，再苦再累也要坚持到最后。"

有一天清晨，我又忍着剧痛开始了锻炼。在做伸气的过程中，突然脚后跟有了疼痛感，而腿上的疼痛感轻了许多。这使我看到了希望，我又加大了锻炼的强度。每天加倍锻炼，晚上还要做静功。一周之后，脚后跟和脚趾都很痛，那是一种撕心裂肺的疼痛。随着锻炼，膝部慢慢消肿了，变成了阵痛。又过了一段时间，腿消肿了，也不痛了，脚上的疼痛感变成了阵痛，走路也接近正常。一年之后，基本康复。后来姐夫见到我时，说："我这一辈子没有佩服过人，这次我算真佩服你了。"

但是大夫告诉我，这种病要保证 3 年不复发才算好。从此，运动成了我健康的信念，我和运动结下了不解之缘，一天不锻炼，浑身就不舒服。如今，身体非常健康。

（2）闫女士，郑州人，得病时43岁。2002年她得病将近3年时我才见到她。她左臂弯曲不能下垂，左手已经成鸡爪形，掰不开。左脚抬不起，走路左脚拖地，步幅艰难。几乎每天清晨我都在广场上看到她艰难地前走走，后退退。见到她那么年轻漂亮就忍受着这样的病痛，怜悯之心驱使我叫住她，详细询问了她的病情后告诉她，我一年前也得过这种病。她茫然而吃惊地看着我，好像在询问："您真的得过这种病吗?"

"是的，当时我右边全瘫又失语。现在你没有疼痛的感觉不是好现象，这说明你左手和左腿的神经已经失去了知觉，可能还没有坏死。如果你不怕痛，不怕累，我可以教你锻炼办法。只要你能坚持锻炼，我不敢保你痊愈，但是其结果一定会比现在的状况好。"

她似信非信地看着我，说："真的能好吗？只要能好我什么都不怕。"

从此我身边就多了个晨练的伙伴。五六月的天气，她常常练得汗流浃背，抓起毛巾擦一把汗，再接着锻炼。3个月后，她的左臂可以下垂了，左手手指也可以伸开了。她脸上绽放着笑容，又带来了几位朋友和我们一起锻炼。一年之后，她的病情大有好转，几乎天天给我报喜：她的左手可以端碗了。又过了一段时间，她的左手可以梳头了。经过一年多的艰苦锻炼，苦尽甘来，她终于看到了曙光和希望。她的病情也神奇般地快速好转，走起路来步幅轻盈。后来又走上了工作岗位。

（3）孙女士，60多岁。2003年她患轻度脑梗塞，住院治疗十几天就出院了，当时感觉良好。但是她不知道，虽然病情控制住了，由于脑栓塞导致的气血瘀滞还没有完全疏通。病根没有除，瘀滞的范围就像传染病一样，越来越大，所以后来几年不断复发。每复发一次，病情就有所加重。后来病情越来越严重，一年住院数次，吃药打针都不解决根本问题。左肩下垂，左手手指失灵，端不住碗，左腿走路发软，不能自控。到了2009年6月底，她开始专心做"防治疾病的健身法"

和上述锻炼。她锻炼非常刻苦，再加上有针对性的按摩，经过一个半月的不懈努力基本康复。现在身体一切正常，每天还坚持锻炼。这种病初步康复后三年之内，随时都有复发的可能，所以锻炼必须坚持。

在此，我奉劝患脑栓塞引起偏瘫的朋友们，一旦得了这种病，要调整好心态，尽快投入锻炼，越早越好。在锻炼的过程中，无论忍受多大的痛苦和磨难，都要坚持下去，使自己尽快康复。只有这样，才能换得健康的余生。

医学专家认为：右脑中风和脑溢血引起的偏瘫，用上述方法，也可以治愈。

## 三十、老年人走路把握不住方向的调理方法

有的老年人走路把握不住方向，走路时自觉不自觉就偏向一侧。这主要是因为大脑供血不足，引起内分泌失调，使身体失去平衡。调理的方法有以下 3 种：

**【方法 1】** 伸气运动

**【做法】** 具体做法见“足不出户就能治疗颈椎病”方法 4（本书第 51 页）。

**【功效】** 伸气运动牵动五脏、脑和脊髓，可以疏通中枢神经，增强干细胞活力，增强体质和免疫功能，改善大脑供血不足的现象。

**【防治】** 体弱多病，大脑的平衡能力失调。

**【方法 2】** 揉风池穴、天柱穴

**【做法】**

（1）双手抱头，用拇指揉双侧的风池穴 30 下。

（2）用左手的食指、中指和无名指揉右侧的天柱穴 30 下，然后再用右手的这几个指头揉左侧的天柱穴 30 下。

**【功效】**

（1）风池穴是健脑穴位。常揉风池穴，可以调理思维，缓解大脑动脉硬化，改善大脑供血不足的现象。

（2）天柱穴也是健脑的主要穴位。常揉天柱穴，不仅可以软化大脑血管，改善大脑供血不足的现象，还可以防治头晕，避免大脑和小脑萎缩。

**【防治】**

（1）大脑供血不足。

（2）脑动脉硬化，平衡能力差。

（3）小脑萎缩。

**【方法 3】**双手托天

**【做法】**

（1）两脚并拢站立，双手从身边拉起，捧气到胸前，同时吸气。

（2）转掌，双手并举托天，脚后跟离地，身体向上拔高。眼睛平视前方，同时呼气。然后再吸气，再呼气。如此长呼长吸 3 次。

（3）第 3 次吸气后，双手转掌，捧气灌顶，同时呼气。当双手到腹部时，双手重叠扣丹田，吸气。还原呼气。

如此反复做 6 遍，每天做 2 次。如果身体不好，可以依墙站立。

**【功效】**双手拔地气之后，转掌托天。长吸长呼之后，转掌捧气灌顶，使天气和地气相混合，再双手扣丹田，吸气，达到天地人合一。这不仅可以防治心脑血管病，还可以平衡阴阳，改善大脑供血不足。

**【防治】**

（1）大脑供血不足。

（2）走路把握不住方向。

## 三十一、怎样防治脚垫

脚垫，又名胼胝，是人脚前掌上生出的一片僵硬的皮肤，也是一种常见的多发病，多数人平时都不怎么在乎。当走路疼痛时，就用刀片割一割，或让修脚师修一修。不管是割还是修，对于此病来说，都是治标不治本，过一段时间还会长出新的硬皮。

脚垫的生成是由于脚长时间负重，与地面摩擦，或是由于穿鞋不当，脚受挤压或摩擦，使阿是穴（病区）气血不畅所致。因此，用适当的方法进行运动，促进脚底血液循环，加速脚底肌细胞的新陈代谢，才是治愈这种“小病”的根本。

**【方法1】**做3项运动

（1）拔气托天：做法见“如何防止身体过早萎缩和衰老”方法3（本书第110页）。

（2）望天长呼：做法见“足不出户就能治疗颈椎病”方法2（本书第49页）。

（3）左右后眺：做法见“足不出户就能治疗颈椎病”方法3（本书第51页）。

**【功效】**做这3项运动时，都是双脚并拢。吸气时，都是双脚前脚掌着地，身体向上拔高。呼气时，脚跟再着地。身体一起一伏，上下颠荡。这样可以运动到脚掌和脚底的反射区，牵动脚底肌腱和经络，加速脚底的血液循环和肌细胞的新陈代谢，舒筋活血。

**【方法2】**上下颠荡

**【做法】**两脚分开与肩同宽，两臂自然下垂。脚跟提起，前脚掌用力着地，上下颠荡，每次60下。

**【功效】**拉动脚底肌腱和经络，舒筋活血，加速足底部的血液循环，使肌细胞增大，加速肌细胞的新陈代谢。

## 三十二、痔疮的防治

中国有句俗话叫“十人九痔”，由此可见痔疮的发病率之高。痔疮分内痔和外痔，是一种肛管疾病。因直肠底部和肛门黏膜静脉曲张，血液向上回流不力，导致瘀血，形成一个或几个软静脉团，即痔疮。

引起静脉曲张的原因很多：①站或坐的时间过长，肛门和直肠下端压力过大，静脉向上回流不力，血液瘀积，形成静脉曲张。②进食辛辣食物过多，肛门受刺激，引发静脉曲张。③因其他病变，如肝硬化、体内肿瘤等，对肛门和直肠下端压力过大，引起静脉曲张。

发病时疼痛难忍。尤其是解大便时，常带有鲜血下泻。因此，疏通经络，增加直肠底部和肛门黏膜静脉向上回流的动力，是治愈痔疮的根本。以下介绍几种防治痔疮的方法：

**【方法1】**双手托天

**【做法】**具体做法见“老年人走路把握不住方向的调理方法”方法3（本书第124页）。

**【功效】**

（1）双手向上并举托天，身体向上拔高，可以减轻对直肠末端和肛管皮下静脉丛的压力，有利于静脉血液回流。

（2）挺胸收腹，提臀收肛，不仅可以减轻对直肠末端和肛管皮下静脉丛的压力，同时还可以增加血液向上回流的动力，促使肛门和直肠底部静脉血液回流，加速血液循环，进而可以活血化瘀。

**【防治】**痔疮，脱肛。

**【方法2】**左右后眺

**【做法】**具体做法见“足不出户就能治疗颈椎病”方法3（本书第51页）。

**【功效】**

（1）左右后眺时，脚尖点地，身体向上拔高，同时吸气，提臀收肛，身体的重心向上提，加大血液回流的动力，减轻直肠下端和肛管皮下静脉丛的压力，有利于静脉血液的回流，舒展直肠下端和肛管皮下静脉，促进血液循环。

（2）左右后眺，直接牵动大脑和脊髓。再加上手腕的转动，可以使全身经络、气血通畅，进而加速血液循环，起到活血化瘀的作用。

**【方法3】**肛门运动——收缩肛门，揉压长强穴

**【做法】**

（1）利用闲暇时间，或坐或躺，使肛门括约肌一张一合，用力收肛，促使直肠下端和肛管气血运行，加速静脉血液回流。

（2）用食指和中指揉压长强穴，加大直肠下端和肛管皮下静脉血液回流的动力，减轻肛门和直肠下端的压力，这可以促进血液循环，活血化瘀。

**【方法4】**注意饮食

少吃辛辣食物，多吃水果和蔬菜，特别要多吃粗纤维的蔬菜。因为纤维素亲水性好，能吸收水分，可以使肠道的食物残渣膨胀，促进肠道蠕动，有利于排便，进而可以减轻直肠下端和肛管皮肤下静脉丛的压力，有利于静脉回流，加速血液循环。

# 第五章　高血压的病因分析和防治

说到血压，得先从人体内血液的运行说起。人体内有动脉和静脉，动脉是运送血液离心的，在行程中不断分支，最后直到毛细血管，通过血液把氧气和营养送到身体的各个部位。静脉起源于毛细血管的静脉端，是送血液回心的。同侧的心房和心室借房室口相通，心房接纳静脉，心室发出动脉，这就形成了人体内血液运行的网。这张网就像一条条河流和小溪一样，借助于心肌的作用，周而复始，川流不息地循环着，直到生命的最后一刻。

在血液循环的过程中，一旦哪个环节出了问题，就会使相关部位的血液瘀滞，进而会使动脉压或是静脉压增高。这就可能导致人体大脑皮质功能紊乱，气血瘀阻。如果这种情况得不到及时改变，当动脉压和静脉压同时升高时，就会引起高血压综合征。

高血压分原发性高血压和继发性高血压，是一种常见病、多发病。原发性高血压除家族遗传外，是由于身体内阴阳失调，虚实反差过大所形成的。继发性高血压最初不是一种独立的病，是由其他原因引起的，如肾脏病、内分泌失调、新陈代谢不平衡、精神上受到某种刺激，或劳累过度等。高血压对于药物的依赖性很强，在日常生活里，有很多人一发现血压升高了，感到不舒服，就服用降压药，久而久之就形成了对药物的依赖性。

据统计资料显示，当前我国有高血压患者近2亿人，而且逐年递增，患者的年龄也趋于年轻化。高血压发病时，除了血压高外，常伴有头部涨痛、头晕眼花、心慌气闷、头重脚轻等症状。尤其是高血压引发的心、脑、肾等器官病，已经成为严重威胁人类健康和生命的疾病。

高血压患者对药物的依赖性很强，一旦血压升高开始服药，大部分都是终生与药为伍，而且使用药的强度还须不断更新。长期服用高血压药，对听力、视力等功能也有很大的危害性。

笔者作为一个高血压患者，深受其害。这些年笔者对高血压的病因和防治作了一些探讨和分析，初见成效，在此供大家参考。

## 一、病因分析

继发性高血压患者的发病原因，除了疾病引起血压升高外，还有以下几种：

（1）内分泌紊乱，气血瘀滞，导致血压升高。

（2）工作过于劳累，压力过大，急火上攻，血不走正道，气血上壅导致血压升高。

（3）受到某种刺激，过于喜怒哀乐，使大脑功能紊乱，导致血压上升。

（4）喜欢过夜生活的人，长期生活无规律，易引起内分泌紊乱，致使气血瘀滞，血压也容易升高。

（5）新陈代谢不平衡，常常便秘的人，下阻上壅，血压也容易升高。

笔者询问过30位高血压患者，其中有13人经常便秘，有的两三天才排一次大便，而且还常常需要靠外力或药物辅助。每逢这种情况，血压必高。

根据以上原因，我的治疗理念是以综合治疗为主：

（1）因病引起的高血压，必须先调治疾病，再行降压措施。

（2）调理内分泌，疏通经络、气血。只要全身经络、气血通畅，血走正道，气血就不会上壅。

（3）点压穴位，疏通大肠经和膀胱经，减轻腹部压力。

（4）调理肠胃，加速新陈代谢。

## 二、防治方法

### （一）综合治疗法

**【方法1】**推拿背俞穴

患者俯卧在床上，医者站在床边，双手叠起，用掌根推拿背俞穴。从大椎开始，自上而下边推边压，一直推到膀胱俞。手法由轻到重，反复推拿6遍。

**【方法2】**压中极穴

患者仰卧在床上，医者把食指、中指和无名指并拢，重压中极穴。手法由轻到重，每次患者有疼痛感时，医者停5秒后再抬起3个手指，接着再压，使患者感到腿部发热，热向下行。手法一次比一次重，在患者能忍受的极限内，连压6次。

**【方法3】**揉压气海穴

患者仰卧在床，医者先用掌根揉患者气海穴30秒。然后双手重叠，重压气海穴。当患者感到火向下行、腿部发热时，医者再压30秒后双手抬起，接着再压。在患者能承受的极限内，一次比一次重，连压6次。

**【方法4】**盘腿静坐

选择一个不受他人打扰的安静环境，盘腿静坐。眼睛轻轻闭合，双手自然平放在膝盖上，意守丹田。气沉丹田，专心致志，一念不生。每天静坐1小时以上。

【方法5】揉压三间穴

自我治疗：用拇指压揉三间穴。手法由轻到重，揉压30下，有较强的疼痛感即可。然后再用另一只手揉压另一侧的三间穴，方法同上。每天至少揉一遍。

【方法6】运气降压

患者仰卧在床上（或端坐在与下肢一般高的凳子上，双手放在膝盖上），两臂自然伸直放在身体两侧。眼睛轻轻闭合，舌尖轻轻抵上腭，心想百会。让意念“放松”从百会穴开始，沿着大脑（放松）→小脑→颈部→双肩→两臂→胳膊肘→前臂→手腕→手掌→手指→手心，一路放松。然后再从前胸背后→腰部腹部→五脏六腑（心、肺、肝、胆、脾、胃、肠道等，由上而下放松）→臀部→大腿根→大腿→双膝→小腿→脚踝→脚后跟→脚掌→脚趾→脚心，一路放松后，静心想脚心涌泉穴3分钟。然后让意念“放松”，再从百会穴到涌泉穴走一遍，再把气收回丹田，心守丹田5分钟。

【方法7】撞树或撞门框

在不便找人推拿背俞穴的情况下，可以自己撞树或撞门框。撞树和找人推拿背俞穴是一个道理，但是更便捷，随时都可以做，轻重可以自己掌握。经常撞树或撞门框，可以疏通中枢神经，增强干细胞的活力；可以增强体质和自身的免疫力；可以加速血液循环，平衡气血，调理内分泌。每日撞几百下不等，可以根据自己的情况，自由掌握。

【方法8】生吃药黑豆

做完上述综合治疗高血压的方法后，可配合服用药黑豆。服用的方法为：把药黑豆洗干净，用米醋或温开水浸泡5～6个小时后，放入冰箱，每日生吃6粒。经常吃可以使人耳聪目明，还可以降血脂和血压。

【功效】

（1）推拿背俞穴是为了疏通经络、气血，调理内分泌，使气血运行通畅。同时，推拿背俞穴还可以疏通中枢神经，使气血下行，增强干细胞活力和自身的免疫力，增强体质。

（2）推拿气海、大肠俞、小肠俞、膀胱俞等穴位，可以促使肠道蠕动，加速新陈代谢，促使新陈代谢平衡，减小腹部的压力。进而可以通便利尿，防治便秘。而且，揉压气海穴可以使气血向下行，调理内分泌。

（3）揉压中极穴可以通便利尿，加速新陈代谢。揉压气海和中极穴，可以减轻腹部的压力，使气向下沉。尤其是心火过盛，急火上攻的人，经常揉压这2个穴位，可以清热利尿，祛心火。

（4）古人把自然界的变化和人与自然相关的规律称其为“道”。张三丰说：“道从虚无生一气。”坐功就是养心、养气，所以盘腿打坐时，必须选择一个清静适宜、不受干扰的环境，端正身心，排除杂念。我这里有一首《禅坐歌》供朋友们参考：

打坐在天涯海角，头顶着蓝天白云；
面对着汪洋大海，背靠着群山椰林；
日出日落昼夜行，天变地迁道永恒。

其实我是坐在自己的家里，不是在天涯海角。但是静坐到一定程度，我的意境使我想到、看到了这一切。我感到头顶蓝天，面对大海，心静如水。这时候我自觉不自觉就会感到心旷神怡，浑身轻松。这种感觉对于一个头昏脑涨的高血压患者，对于奔波劳累一天，疲惫不堪的上班族来说，会非常舒适美好。坐功到一定程度，就会经络通畅，气血流畅，全身就会有一种轻松舒适的感觉。坐功可以平衡气血，保持阴平阳秘，祛病延年。

（5）三间是大肠经上的要穴。揉压三间穴可以调理脾胃，止吐安神；可以防治晕车、晕船。还可以防治高血压。

（6）根据运动生理学的原理，心肌受大脑支配。心想哪里，心肌就会加速向哪个部位送血。经常做运气练习，把身体的各个部位想一遍，可以平血安神，调理内分泌，缓解疲劳；可以防治手脚发凉，使气血在身体内部平衡运行。心平气和，气血不向上壅，血压就不容易升高。

**【说明】** 推拿背俞穴和揉压中极穴和气海穴，可以快速降压，但不能持久保持血压稳定。如果想长久保持血压稳定，除了上述方法外，必须配做几项运动：①伸气；②禅坐，每天不得少于1小时；③撞树（或在家撞门框）。做上述运动，让血压稳定后，才可以适当减少运动。

### （二）单项治疗

1. 体内阴阳不平衡，虚实反差过大的调理方法　除了坚持做上述综合治疗方法外，还可以用双手掌根同时揉双侧的大包穴2分钟，然后用双手的空拳叩胸，特别是胸前区、乳房上方和锁骨下方要经常叩击，因为这几个部位的锁骨下动脉、锁骨下静脉、主动脉、腋动脉、上腔静脉等，是头部主要动脉和静脉与心脏相连的通道。经常拍打叩击这几个部位，可以防治气血瘀滞、胸闷气短，还可以加速血液循环，防治心脑血管病。

叩击时手法由轻到重，每日至少叩击1次，每次2分钟。然后闭目养神，静静地想心脏5分钟。这种方法可以增强心肌功能，加速血液循环；还可以防治心脑血管的气血瘀滞，调理阴阳平衡。常做此运动可以防治血压升高。

2. 过于疲劳或紧张引起的高血压　除了坚持做综合治疗方法外，每日要坚持做快速（5～15分钟）解除疲劳法（具体做法见第四章“快速解除疲劳”）。特别是脑力劳动者，过于忙碌或紧张，血液就会上壅。紧张过后，如果能迅速恢复平静，使身体有张有弛，保持气血运行平衡，血压就不会升高。

3. 改善便秘的方法　便秘比较严重的高血压患者，除了坚持做上述的综合治疗方法外，还需要调理新陈代谢，防止便秘。防治的方法除了按照第四章“便秘怎么办”锻炼外，还应以食疗为主：①多吃粗纤维的食品，如芹菜、韭菜等。因为纤维素亲水性很好，当它进入肠道遇水分后，就会加速胃肠道蠕动，进而加速新陈代谢。②多吃红薯（又名白薯）和胡萝卜。③一个单方：把白萝卜切成拇指大小的块，放在一个干净的容器里。再把蜂蜜（淹住白萝卜即可）倒入容器，搅拌后密封，5 小时后就可以食用。每次 3 ~5 块白萝卜带汤一起服用。第 1 天服 2 次，以后每日服 1 次即可。如果吃后有腹泻现象，立即停止服用，或减量即可。

**【病例】** 近年来，用以上方法为亲朋好友治疗高血压有 15 例，病情都有不同程度的好转，有的已经完全康复，告别了降压药。现列举部分病例，具体情况如下：

（1）笔者本人，72 岁。2000 年初患脑栓塞引起偏瘫后，血压开始升高。一年多后，在偏瘫康复锻炼的同时，原来的疾病也随之而去。2008 年初，由于劳累过度，血压再次升高达 180 毫米汞柱（收缩压），而且居高不下，长达 2 年多。遵照医生的叮嘱，开始服用降压药。因为怕产生对药物的依赖性，3 天后我把药停了，坚持用物理疗法进行调理。但是我的病因主要是阴阳不平衡，左心房肥大，右心房缺血（有医院的体检结果为证），同时新陈代谢也失调，所以治起来很麻烦，血压时高时低。两年后，我研究出了“高血压综合治疗法”和“单项治疗法”，用上述方法进行治疗，并且坚持锻炼，一个月后，血压就稳定了。在我确认上述治疗高血压的方法有效之后，开始帮助亲朋好友治疗，见效很快，如果能严格按照上述综合疗法去做，成功率达 70% 以上。

（2）段先生，75 岁，服用高血压药治疗将近一年，但是血压越来越高，血压最高达 185 毫米汞柱（收缩压）。便秘严重，经常是两三天排一次大便。2009 年 12 月曾经因血压高达 185 毫米汞柱（收缩压），而舒张压只有 50 多毫米汞柱，引起眩晕住院治疗。出院时医生给他开了许多药，并叮嘱他千万不能停药。

2009 年 12 月 22 日开始用上述方法治疗，第 2 天开始停药，经过几天的治疗和调理，血压慢慢趋于稳定，告别了服用高血压药的历史。从此，他每天坚持用上述方法锻炼。到目前为止，一年多过去了，他的高压一直保持在 120 ~140 毫米汞柱（收缩压），舒张压 60 毫米汞柱。有时由于情绪不好或头晕，血压也会升高，但是稳定一下情绪，做一些必要的调整后，血压就会慢慢稳定下来。

（3）杨女士，50 岁出头，病史 3 年多，血压最高达 180 毫米汞柱（收缩压），舒张压也比较高。她父辈有高血压史，属于遗传性高血压病。由于服药多，已经引起耳脉紊乱，如耳鸣、听力减退。平时她每日都吃药 2 次，每次吃 3 片。2010 年 4 月开始用上述综合治疗方法的部分项目治疗后，收缩压慢慢趋于稳定。不吃降压药，收缩压一直保持在 120～140 毫米汞柱，耳鸣现象消失，听力也有很大好转。由于舒张压还比较高，所以现在每日还需要吃 1 片药。

（4）李女士，53 岁，是我早年的学生，高血压病史 5 年多。其人性情比较急，血压最高时达 190 毫米汞柱（收缩压），只好休假不上班了。当我得知此情况后，把她叫到我家里，当时她的收缩压是 180 毫米汞柱。经过推拿等方法治疗，1 小时后，再量一量，她的高压降到了 160 毫米汞柱。后来我让她丈夫按照我的方法，每日帮她治疗，她自己坚持锻炼，血压逐步趋于稳定。使用上述治疗方法几个月后，血压基本正常，就把降压药停了。有时因劳累，血压还会升高，一般情况下能控制在高压 140 毫米汞柱左右，偶尔还需要吃 1 片药。

（5）赵女士，60 多岁，病史 7 年多，血压经常是 160 多毫米汞柱（收缩压），最高时达 190 毫米汞柱。每日都须吃药。用上述综合治疗方法治疗一个月以后，血压基本稳定。现在每日服用 1 片药，还没有完全停药。

（6）董女士，55 岁，病史 3 年。血压最高时达 175 毫米汞柱（收缩压），每日吃两次药，每次 2 片。用上述综合疗法中的部分方法治疗半个月后，高压基本稳定，偶尔升高时，只需吃 1 片药就可以了。

用物理方法降血压效果明显，见效快。但是要血压完全稳定，需要有一个过程，更需要坚持用上述方法进行锻炼，方能稳定下来。

还有几位高血压患者比较年轻，还在上班。因为种种原因，只做了上述综合治疗方法的部分项目，而且还不能每日坚持做。现在虽然病情有所好转，血压比较稳定，但是还没有痊愈，不能完全停药。

高血压对于药物的依赖性比较强，从发现血压升高就开始吃药，如果不采取其他治疗措施，基本上都是终生与药为伍。长期患高血压的患者，往往会引发许多其他疾病，如耳鸣耳聋、心脑血管病、肾病等，严重威胁着人类的健康和寿命。所以我建议朋友们，特别是患继发性高血压的朋友们，一旦发现血压升高，如果不是很高，可以根据自己的情况采用物理治疗法进行调理；不到不得已的情况下，尽可能不要服用降压药。如果能坚持用上述方法调理，让血压稳定一段时间，一些高血压和继发性高血压的症状就会消失。

# 第六章　大病初愈或大手术后，尽快恢复体力的方法

人的一生中身体受到最大的折磨莫过于大手术或大病。大手术或大病会影响到身体的各个部位，在一定时期内，改变了身体功能的正常运行，可能使其阴阳不平衡，体内各种功能紊乱，如内分泌紊乱、气血不通、新陈代谢不平衡等，这些都会引起身体出现各种不适的感觉。特别是这时候身体的抵抗力也很差，稍有不慎，就可能感染疾病，或者衍生其他疾病。

大病或大手术之后，光靠食补不行，靠药物的疗效也太慢。因为身体虚弱，功能紊乱，新陈代谢不平衡，用药，特别是用西药，还会伤及脾胃。用适当的锻炼方法，可以疏通经络，调理气血，平衡阴阳，调节新陈代谢，增强干细胞的活力。只有这样，才能增强体质，较快地康复。

大手术或大病之后，康复需要有个过程，这个过程大体上分 3 个阶段：第一阶段为卧床期。第二阶段能起床下地。第三阶段是接近康复，能到户外进行锻炼。在这三个不同时期，应该有不同的锻炼方式。

## 一、第一阶段：床上运动

1. 静卧养神　选一个安静的、没有人打扰的环境，仰卧在床上，

双脚并拢，两臂自然平放在身体两侧。两眼轻轻闭合，心想丹田。专心致志，一念不生，忘掉疾病，忘掉烦恼。心静如水，静心蓄气，养心养神。对于一个大病初愈，气血不足的人来说，这是非常必要的。有人说：“每天闭目养神一个半小时，可以多活一岁。”此话未必当真，但是足以说明养神的好处。

2. 运气　具体做法见“高血压综合治疗法”方法 6（本书第 130 页）。

在一个安静的、不受外人打扰的环境里，躺在床上运气对于大手术后的患者是一种最好的运动方式。患者不需要耗费体力，只需要静静地仰卧在床上，两眼轻轻闭合，双脚并拢，双手随意放在身体两侧。开始运气之前，首先要身心放松，静下心来，做到心平气和，全心贯注，专心致志，一念不生。能做到这些就可以让你暂时忘掉疾病；更重要的是运气可以调理气血和内分泌，平衡阴阳；运气可以增强心肌活动，加速血液循环，改善大脑供血不足和手脚发凉的现象；运气还可以疏通经络，使患者全身经络、气血通畅。所以，运气对于大病初愈的人是至关重要的。运气要天天做，从头到脚，自上而下放松，做的时间越长越好。

3. 床上蹬腿　具体方法见“防治腿和脚趾抽筋”方法 3（本书第 113 页）。

经过以上两项锻炼，患者的精神会有很大好转。在这个基础上，开始做床上蹬腿运动。床上蹬腿的预备姿势同床上运气。对于大病初愈的患者来说，这也是一种省力气的运动。双脚并拢，脚后跟用力向前蹬，蹬不动时，脚趾用力向下扣。蹬 9 次扣 9 次之后，双脚仍然并拢，用内劲向左转脚 9 次后，然后再向右转脚 9 次。表面看来是在运动脚，实际上这项运动牵动全身，特别是大脑和坐骨神经。因而可以调理气血，舒展经络，增强腿部力量。同时也防治腿痛、腿抽筋，有利于加速血液循环。

脚背上有足背静脉弓，这是下肢血液向上回流的起点。腿上的静脉和足背静脉弓的管壁都很薄，血液流速也很慢。患下肢静脉曲张的患者，正是由于血液向上回流的动力不足，使血液滞留在静脉管内过量而形成静脉曲张。床上蹬腿运动，恰恰可以运动到足背静脉弓和腿上的经络，因而可以给下肢血液回流注入动力，加速血液回流。这不仅可以防治下肢静脉曲张，也可以加速血液循环，改变大脑供血不足的现象。血液运行通畅，可以疏通经络，调理内分泌，平衡阴阳，增强体质，这是大病之后的患者最需要解决的问题。

## 二、第二阶段：坐、站运动

1. 站立运气　运气的方法和功效同上，只不过是站着而不是躺着。因而就需要体力的支撑。这主要是为了加大锻炼的强度。

2. 伸气运动　具体做法见“防治疾病的健身法”中的“伸气运动”（本书第 6 页）。

伸气运动是为了疏通中枢神经。中枢神经上连脑，下连脊髓和全身，控制着全身的主要经络。一个人如果能疏通自身的中枢神经，不仅能增强干细胞的活力，也能增强体质，提高自身对疾病的免疫力。自身的免疫力强了，得病的概率就会大大降低。如果能疏通中枢神经到一定程度，你还可以自己调理自身的一些不适。伸气运动看似简单，其实是一项大强度的运动。它可以运动到任督二脉，疏通全身经络、气血。每日坚持做 20 分钟以上，可以治疗许多疑难杂症。大病初愈者，每日可以少做几分钟，逐日递增。

3. 头部保健　具体做法见“防治疾病的健身法”中的“头部保健”（本书第 2 页）。

（1）十指弯曲，用指尖叩头，可以活血化瘀，使头部气血通畅；有利于防治微脑血管阻塞，疏通和修复微脑血管，防治神经性头痛。

（2）干梳头，压百会，除了上述作用之外，还可以调理思维，疏通发囊，固发养颜。

（3）风池穴和天柱穴都是健脑的重要穴位。常揉风池穴和天柱穴，可以防治大脑、小脑萎缩，缓解大脑动脉硬化，改善大脑供血不足的现象，同时还可以增强记忆。

大病初愈或大手术之后，一般都会影响到内分泌和全身的气血运行，特别是头部的微脑血管不通畅，会引起头痛。做上述头部保健运动，不仅可以疏通微脑血管，改善大脑供血不足的现象，还可以修复微脑血管，防治心脑血管病。

4. 引颈翘首　具体做法见“防治疾病的健身法”中的“引颈翘首”（本书第 4 页）。

这一项运动主要是防治颈椎病。对于一个经常卧床不起的患者来说，常常会感到头晕、恶心，这多半是由于颈椎不适作怪。这项运动不仅是强直性颈椎病和颈椎骨质增生的克星，它也可以改善小脑萎缩、大脑供血不足的现象。

5. 腰部运动　具体做法见“防治疾病的健身法”中的“腰部运动”（本书第 19 页）。

（1）这项运动主要是运动腰部。转腰、扣腰、甩胯扭腰不仅可以通经络、健肾、补充体内元气，还可以防治腹胀、肠梗阻和腰部强直性疼痛。

（2）在左右甩动臀部的同时，也带动了腹腔内胃肠等内脏的蠕动，因此可以加速新陈代谢，帮助消化，增强食欲。

6. 左右后眺　做法见“防治疾病的健身法”中的“左右后眺”（本书第 24 页）。

（1）四肢舒展，脚尖点地，身体向上拔高，不仅可以健美，防止驼背弯腰，而且还有利于通经活络，活血化瘀。

（2）吸气时，挺胸收腹，眼向后看。随着头向左右转动，同时与头相反方向的手心向外开，用力拉动肺经、大肠经、小肠经、心经和心包经，不仅可以防治胸闷气短、面部急性起“褐云”，还可以使你上打嗝、下放屁，上下气血贯通。这对于大病初愈或做过大手术的人，尤其重要。

7. 盘腿静坐　具体做法见“高血压综合治疗法”方法 4（盘腿静坐），详见本书第 130 页。

盘腿静坐，也叫禅坐，具体疗效见高血压综合治疗方法有关内容，在此不再赘述。

## 三、第三阶段：户外运动

1. 散步　在坚持每日做一次运气的同时，散步是大病初愈户外运动的第一步，是观景换心情的好方法。散步的方式可以由慢到快，由近到远，逐步加大强度，使自己的身体尽快适应外部环境和气候。

2. 做防治疾病的健身法　防治疾病的健身法是根据人体结构和运动生理学创立的，它可以运动到身体的各个部位。其中每一节都有针对一种或几种疾病的防治功能。它是气功和拳脚功夫的混合载体。呼吸采用的是逆呼吸法，用鼻子吸气，用嘴呼气，每个动作都有不同的调气换气的呼吸方式。吸气时，气入胸腔。呼气时，排出体内的浊气，同时胸腔的气下沉入丹田，即气沉丹田，意守丹田。当丹田的气积聚到一定程度时，丹田内就会产生一种萌动力。这种力量就会促使丹田的真气通过会阴、长强、命门等穴位，沿着督脉向上传动，直达脑海。

这种让真气沿着任督两脉运行的方法，就是真气运行法。当头顶百会穴和丹田内有一种相互吸引的磁性力量时，人的体质就会大大增强。特别是锻炼到最后一节，吐气纳气时，只要认真做，就可以补充元气，增强体质和自身的免疫力。

防治疾病的健身法的动作看似简单，但是认真做起来还是比较累的。大病初愈者，一开始可以有针对性地选择几项做，到体质跟上时，再做完整动作和套路。

**【病例】**

（1）李女士，50 多岁，2003 年因乳腺癌做乳房切除手术。两年多后身体仍然很虚弱，走路乏力。她家住 6 楼，每次上楼，都得歇两三次才能到家。2006 年 3 月开始随我们一起锻炼，做防治疾病的健身法和运气。2 个月后，她能一口气从 1 楼上到 6 楼。半年后，据她本人讲，她能一只手提 10 千克大米，双手提 20 千克米，一口气上到 6 楼。

身体健康精神爽，每天红光满面，笑声朗朗。

（2）王女士，60 岁。2007 年 5 月初发现患淋巴癌，成功切除。手术后 2 年，身体还是很虚弱。不能吃米饭、馍，也不能吃水果，每天只能喝一点稀饭，配两勺蛋白粉维持生命。2009 年 5 月底，经朋友介绍她找到我。我见她面黄肌瘦，口唇红得鲜血欲滴，走路如飘。舌尖因为手术还缺少一块儿，舌头侧面溃烂，几乎说不成话。当时她还腿痛、头痛。和大家一起做防治疾病的健身法 3 天后，她说她感到脚下比较有力，走路不用扶树沿墙了，不再有飘的感觉。

我让她除用上述方法锻炼外，回到家里再运气锻炼。一个月后，她的头痛、腿痛症状先后消失。口唇开始由红变黄，舌侧面的溃烂部位也有所好转。她高兴得天天向大家报喜：她可以吃米饭，她昨天吃了两块软饼，等等。半年之后，她的口唇颜色基本恢复正常，舌尖也基本上长圆了。虽然舌侧面的溃烂还没有完全好，但吃东西已经步入正常，吃各种水果、巧克力等都不成问题。平时在家里，买菜、做饭，一般的家务活都能干。到医院复查时，医生也为她这半年多的康复情况感到吃惊。一年多后，她人也胖了，脸也白了，又恢复了她原来的健康。

# 第七章　减肥、健美的绿色通道

## 一、腹部快速减肥法

很多专家认为过量食用细粮是导致腹部肥大的主要原因。因为精制谷类对胰岛素特别敏感，因而以脂肪的形式贮存能量。除此之外，细粮产生的热量也比粗粮产生的热量大，而且在肠道里的蠕动性能也比较差。如果不爱运动，又缺乏体力劳动，脂肪就会堆积皮下，形成赘肉。

对于女性来说，腹部肥大还有另外一个原因。女性进入青春期后，骨盆增大，脂肪增多。正常情况下，随着身体其他部位的发育，会逐渐趋于平衡。如果不进行体育锻炼，缺乏体力劳动，又喜欢食用精制食物，很快就会“发福”。腹部的赘肉过多，既影响美观，又增加心脏负担，进而会引发许多其他疾病。下面介绍 5 种腹部快速减肥的方法。

**【方法 1】** 甩胯扭腰

**【做法】** 具体做法见“消化不良，如何调理脾胃”方法 3（本书第 91 页）。

**【功效】** 甩胯扭腰时，要尽量收臀，放松腹部，增加腹部左右摆动的频率，促使肠胃蠕动。同时也牵动腹直肌、腹内（外）斜肌、腰方肌、腰大肌和髂肌，增强腹压和腹部的收缩动力，进而可以消除腹部赘肉。如果照此方法，坚持每天甩胯扭腰 100 下，1 个月至少可以减去 3 斤赘肉。

**【方法 2】** 扣腰

**【做法】** 具体做法见“防治腰痛的方法”方法 1（本书第 99 页）。

**【功效】** 双手叉腰，双膝微微弯曲，收腹泛臀。然后双腿猛地伸直，舒展腰部，挺胸收腹。如此反复做，能使腹部快速运动，消耗腹部的热量。同时也牵动腹肌，使腹肌一张一弛，消除腹部的赘肉。

**【方法 3】** 拔气探腰

**【做法】** 具体做法见“胸闷、气短怎么办”方法 5（本书第 86 页）。

**【功效】**

（1）做 1 遍拔气探腰，两臂大幅度地上举下探连续做 6 次。上举时扩胸、鼓肚，下探时收腹泛臀，不仅可以大强度地消耗腹部热量，还可以增加腹部的收缩动力，促使肠道蠕动，加速新陈代谢。同时也牵动了腹部肌腱群，使腹部肌细胞增大，增强腹部的弹性，消耗腹部的皮下脂肪，消除腹部赘肉。

（2）当双臂上举张开，扩胸、鼓肚时，两臂反复上举、下探，使腰部和腰椎受到锻炼，不仅可以使腰部和臀部减肥，还可以防治椎间盘突出。每天照此方法坚持做，至少做 6 遍。

**【方法 4】** 海底探针

**【做法】** 具体做法见“防治肋间神经痛的锻炼方法”方法 1（本书第 92 页）。

**【功效】**

（1）做此项运动，腰部反复向左右扭动，直接拉动了腰部和腹部的肌腱群。这可以促使肠道蠕动，增强腹部的收缩动力。因而就要消耗大量皮下脂肪，减轻赘肉的负担。

（2）拉动腹部和腰部肌腱群的同时，在腹部牵动了中脘、下脘、关元、大横、腹结等重要穴位，背部牵动了肝俞、脾俞、胃俞、大肠俞、关元俞、小肠俞等重要穴位。这可以增强脾胃的消化功能，增大腹压，促进新陈代谢。坚持每天做此项运动，左右各10次，不仅可以加速腹部减肥，还可以开胃健脾，增强体质。

**【防治】**

（1）腹部肥大，啤酒肚。

（2）脾胃虚弱。

（3）椎间盘突出。

**【方法5】** 砸缸肚

**【预备姿势】** 直立，双脚分开与肩同宽，两臂自然下垂。

**【做法】**

（1）两臂从身边拉起，同时呼气。双手握空拳，画弧线到腹前。同时吸气，把肚子鼓起，双手重砸腹部。把肚子鼓起，双手砸的是赘肉，不易伤及内脏。

（2）两臂运动不止。双手仍握空拳，向身体两侧拉开，呈“一”字形。同时呼气，泛臂塌胸。

（3）两臂运动不止。双手画弧线到腹前，其他动作重复（1）动作。

**【功效】**

（1）腹部一起一落，促进肠道蠕动，因而可以加速新陈代谢，防治肠梗阻和便秘，减少皮下脂肪。

（2）双手握空拳重砸腹部，可以增加腹压，消耗腹部热量，减少皮下脂肪。

**【防治】**

（1）腹部赘肉过多。

（2）便秘。

## 二、臀部快速减肥法

大腿粗、臀部大也是肥胖症的一种。其原因多数是由饮食不节，喜欢食精粮和甜食，肠胃积热过多，又不喜欢运动所致。大腿和臀部堆积脂肪过多，既影响美观，也行动不便，动作迟缓。减肥方法可选择以下几种：

**【方法1】**拉弓压腿

**【做法】**具体做法见“防治腿和脚趾抽筋”方法2（本书第112页）。

**【功效】**

（1）做此项运动时，同侧的腿和手臂用力向外伸，脚后跟用力向外蹬。另一侧的腿下蹲，臀部向下压，直接拉动髂腰肌、髂肌、腰大肌、股直肌、长收肌、臀大肌、臀中肌、臀小肌、大收肌等臀部和大腿上的肌群。这可以使肌细胞增大，即肌原纤维变粗变长。因而可以增强肌肉的收缩动力，消耗皮下脂肪，减少臀部和大腿上的赘肉，防治臀部和大腿脂肪堆积。每天坚持做拉弓压腿，左右各做6次，可以使臀部和大腿快速减肥。

（2）在双腿轮番向外伸的同时，眼随手动，这样可以锻炼视力和颈椎。

**【方法2】**泛臀塌腰

**【做法】**

（1）两脚分开与肩同宽，双手相扣于腰后（图7－1）。两腿蹬直，臀部用力向上翘，上身向前下方探压。

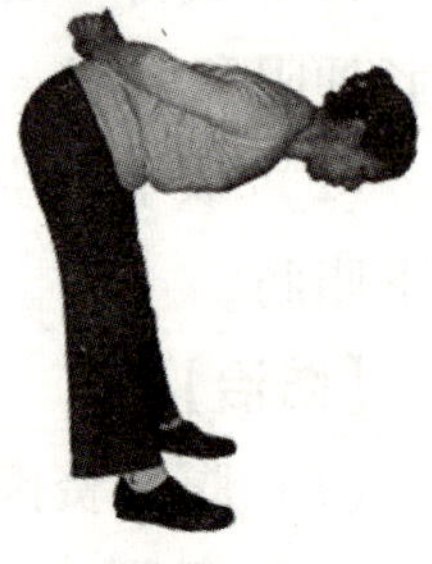

图7－1

（2）当臀部上翘到极限，身体猛地直起。然后再重复（1）的动作。

如此动作，每天坚持做数 10 遍，可以消耗大量臀部和大腿上的皮下脂肪，使臀部和大腿快速减肥。

**【防治】**臀部和大腿脂肪堆积过多。

**【方法 3】**蹬腿踢腿

**【做法】**

（1）两脚分开与肩同宽，双手叉腰。左脚站在地上，脚尖向外开一点。右脚平伸，脚跟用力向前蹬，同时脚趾向上跷，连蹬 6 次。然后右脚尖点地后，再向身后用力踢 6 次。

（2）右脚站在地上，脚尖向外开一点。左脚向前平伸，脚后跟用力向前蹬，同时脚趾向上跷，连蹬 6 次。然后右脚尖点地后，再向身后用力踢 6 次。

**【功效】**

（1）向前蹬，直接拉动髋肌、臀大肌、臀中肌、臀小肌、半腱肌、半膜肌和小腿后群肌。

（2）向后踢腿直接拉动前群肌：髂肌、腰大（小）肌、股直肌、长收肌等肌腱。双腿轮换向前蹬、向后踢，反复拉动臀部和大腿上的肌腱群，可以使臀部和大腿上的骨骼肌强壮，肌细胞增大，骨骼肌中的结缔组织和毛细血管增多。这不仅可以防治腿痛，增强腿部力量，同时还可以消耗大量皮下脂肪，减少臀部和大腿上的赘肉。

**【防治】**臀部和大腿脂肪堆积，赘肉过多。

## 三、保持身体挺拔，不弯不驼的锻炼方法

驼背多数都是后天发生的，不分男女老少都可能发生。其原因多数都是因为走路含胸弓背，或者坐姿不当所致。驼背既影响身心健康，也影响美观。青少年弯腰驼背如果不及时矫正，久而久之还会影响到心脏和身体的正常发育。要想防止驼背弯腰，平时走路就要挺胸昂首（女性走路要挺胸收腹），坐姿端庄。除此之外，还有以下锻炼方法：

【方法1】拔气托天

【做法】具体做法见“如何防止身体过早萎缩和衰老”方法3（本书第110页）。

【功效】

（1）双手抱拳到胸前，然后转掌，两臂并拢，猛的上举托天。直接拉动上肢经络，使上肢经络舒展，气血通畅。同时也牵动了肩胛提肌、冈上（下）肌、斜方肌、三角肌、菱形肌等肌腱，使背部肌细胞增大，即肌原纤维变粗变长，进而使身体更加舒展、挺拔。

（2）转掌可以牵动大陵、内关、神门、列缺等重要穴位，可以健肺，增强心肌，改变大脑供血不足现象，有利于血液循环，使全身经络、气血通畅。

（3）两臂上举，挺胸收腹，脚跟离地，身体向上拔高，牵动颈椎和腰椎，使背部骨骼肌中的结缔组织和毛细血管增多，肌细胞增大，经络、气血更加通畅，进而可以促进机体的新陈代谢，延缓机体衰老。

【防治】腰弯背驼。

【方法2】望天长呼

【做法】具体做法见“足不出户就能治疗颈椎病”方法2（本书第49页）。

【功效】

（1）双手轮换上托天，下按地，挺胸收腹，直接牵动胸锁乳突肌、斜方肌、三角肌、胸大肌、肱二（三）头肌、腹直肌等，使胸部、腹部和臂部肌细胞增大，即肌原纤维变粗变长，进而可以舒展经络，延缓衰老。

（2）用力甩动头部，望天长呼，直接牵动大脑、小脑、脊髓、颈椎和腰椎，同时也牵动中枢神经、任脉、督脉。这可以增强体质，增强心肌，使全身经络、气血通畅，身体更加舒展、挺拔。

【防治】弯腰驼背。

**【方法3】**左右后眺

**【做法】**具体做法见“足不出户就能治疗颈椎病”方法3（本书第51页）。

**【功效】**

（1）双脚并拢，挺胸收腹，身体向上拔高，牵动脊椎和颈椎，有利于增强颈部和腰部的活力，加速颈部和腰部的机体新陈代谢，延缓机体衰老。

（2）在双肩不动的情况下，头轮番向左后方和右后方扭动，直接牵动大脑和脊髓。这可以增强心肌，使全身经络、气血通畅，精神饱满。

（3）在头轮番向左后方和右后方转动的同时，手腕也在轮番转动。当手心用力向外开时，直接拉动肺经、大肠经、心经、心包经、小肠经等，这不仅可以使上肢经络舒展，同时还可以使你上打嗝、下放屁，全身气血贯通，神清气爽，精神饱满。

**【防治】**身体萎缩，腰弯背驼。

## 四、怎样防治面部急性起“褐云”

面部起“褐云”的主要原因是内分泌失调，气血受阻所致。内分泌失调的原因诸多，在女性主要有妇科病、更年期引起脾气暴躁、药物影响（如避孕药、减肥药）等。症状严重者整个面部都会呈现褐色。2002年4月，我碰到一位40岁的妇女。她的面部呈深褐色，一笑满口白牙。我以为她是黑人，但是仔细一看不是，因为她的颈部是白的。她对我说：“最近我的面部越来越黑，到医院检查也找不出毛病。排毒养颜胶囊我都吃了10多盒也不见效。”

根据她说的情况，加之身体没有其他毛病，我判断其是内分泌失调、气血不通所致，也可能是药物影响的结果。于是，我对她说：“那你就跟着我们锻炼吧，锻炼一段时间，看看情况再说。”

每天除了辅导她锻炼之外，我都注意观察她面部的变化。1周后，我发现她的面部透出了白点，这使她看到了希望。2 个月之后，她的面部基本上恢复到正常色泽。

下面我把这几种方法介绍给大家。

**【方法 1】**伸气运动

**【做法】**具体做法见“足不出户就能治疗颈椎病”方法 4（本书第 51 页）。

**【功效】**

（1）伸气运动牵动脑和脊髓，可以疏通中枢神经，增强干细胞的活力，加速血液循环，使气血向下行，从而使全身经络、气血通畅。

（2）用力耸肩，强压大椎、风门、肺俞、心俞、肝俞和大肠俞等穴位，可以增强心肌和体质，调节内分泌，改变大脑、小脑供血不足的现象。同时还可以增加腹压，加速新陈代谢，排出毒素。

**【防治】**由于气血不通或药物影响引起的面部“褐云”和色斑。

**【方法 2】**左右后眺

**【做法】**具体做法见“足不出户就能治疗颈椎病”方法 3（本书第 51 页）。

**【功效】**

（1）此项运动看似简单，其实功效不小。当头向左右转动时，眼睛尽量向后看，同时吸气，还原呼气。然后头再向相反方向转动。这样就直接拉动头和脊髓，牵动风池、天柱、大椎、肺俞、心俞等重要穴位。这可以增强心肌，改变大脑、小脑供血不足的现象，防止脑萎缩。还可以调节内分泌，加速新陈代谢。

（2）当头向左转动，眼看背后时，右手的手心向前；头向右转动时，左手的手心向前。这可以直接牵动劳宫、大陵、神门、内关、曲泽等要穴，同时也拉动了上肢经络，如肺经、大肠经、心经、三焦经、小肠经等，使经络、气血通畅。如果做得标准的话，可以使你上打嗝、下放屁，进而可以达到调理内分泌和神经系统平衡的作用，加速新陈代谢。

【防治】内分泌失调，代谢功能差而起的“褐云”。

【方法3】推拿背俞穴

【做法】患者俯卧床上，医者双手重叠，自上而下推拿患者背部的大椎、风门、肺俞、心俞、膈俞、肝俞、气海俞、大肠俞、关元俞、小肠俞等穴位。手法由轻到重，连推6遍。每到一个穴位，用手重压3下。每天至少做1次。

【功效】这可以疏通中枢神经，增强心肌，改变大脑、小脑供血不足的现象。同时还可以调节内分泌，使全身经络、气血通畅，活血化瘀，加速新陈代谢，尽可能地排出体内的杂物和毒素。

【防治】面部急性起“褐云”或褐斑。

【病例】上面提到的吴女士，当她病情有好转之后，还没有得到巩固就搬家了。搬家之后，因忙于家务，有半年多没有锻炼。当我再次见到她时，她脸上的“褐云”又起来了。按照上述方法，锻炼了一段时间之后，面部才恢复正常。

## 五、保持面部肌肤光滑

人体的内分泌系统分泌各种激素，这些激素和神经系统一起，调节人体的代谢和生理功能。一旦内分泌失调，表现在面部的就可能是色素堆积。面部的皮层最薄，毛细血管最丰富。如果内分泌失调，面部受到阳光暴晒，或受到某种刺激（如化妆品），或皮肤老化，都可能造成皮层细胞间微细循环受阻，色素溶解功能失灵，黑色素增多，沉着在表皮基底层，就会使面部起褐云，面部光泽消失。严重者，会出现色斑。防治的方法可以参考以下几种方法：

【方法1】伸气运动

【做法】具体做法见“足不出户就能治疗颈椎病”方法4（本书

第51页)。

【功效】详见“怎样防治面部起‘褐云’”方法1。

【方法2】双手抚面

【做法】

(1)把双手手掌对搓，连着对搓50~100下，使双手手掌发热，然后立即抚面。

(2)双手拇指托住下颏，然后开始自下而上抚面，4个指头垂直向上推，拇指托住脸庞向上推，到太阳穴时，用力推压。中指经过巨髎、四白、承泣、睛明、印堂、神庭到上星穴。每到一个穴位，用力点压3下。这是第1遍，连推3遍。

(3)双手再自下而上向左右两侧推抚，用大鱼际推拿瞳子髎、太阳穴，再到率谷穴。这是第1遍，连推3遍。

【功效】

(1)双手对搓几十下，直到发热起静电，双手就像按摩器一样，反复推抚面部，可以加速面部皮层细胞间微细循环，防止皮层细胞间微细循环受阻，进而防止色素沉积。

(2)表皮基底层细胞的分裂增殖能力很强，新生成的细胞不断向表层推移，以补充表皮衰老和退化的细胞。双手推抚面部，可以增强表皮基底层的活力，使新形成的细胞不断补充表皮衰老和退化的细胞，进而使面部不生色斑，保持红润，青春永驻。

【防治】

(1)面部皮层衰老，皮肤粗糙。

(2)面部肌肉下垂。

(3)面部起色斑。

## 六、不进美容院，不吃药，可以去掉眼袋和鱼尾纹

【方法1】推拿上下眼眶

**【做法】**

（1）用双手拇指托住下颏，双手中指从睛明穴开始，沿着下眼眶推拿，经过承泣、球后、瞳子髎到太阳穴，连推3遍。

（2）双手位置不变，中指沿着上眼眶从睛明、攒竹、瞳子髎到太阳穴，连推3遍。每天洗脸或化妆时就做，要经常做。

（3）用双手的大鱼际推拿瞳子髎、太阳穴、曲鬓和率谷穴。

**【功效】**

（1）经常推拿眼周穴位，不仅可以明目，缓解视疲劳，还可以去掉眼袋和小眼角的鱼尾纹。

（2）经常推拿瞳子髎、太阳、曲鬓和率谷穴，还可以清热祛心火。

**【防治】**

（1）眼袋大，鱼尾纹多。

（2）眼睛疲劳，视物混浊。

**【方法2】**揉穴位

**【做法】**用双手中指揉瞳子髎穴，顺时针揉50下，逆时针揉50下。经常揉瞳子髎穴，不仅可以去掉鱼尾纹，还可以防治眼睛见风流泪。

**【防治】**

（1）消除鱼尾纹。

（2）眼睛见风流泪。

## 七、用自己的双手轻松防治脱发还生发

非正常的大量脱发，已经是相当多成年女性的烦恼。眼看着自己的一头秀发越来越少，又心痛，又着急，家里人还抱怨“到处都是头发”。吃药、打针又不能解决根本问题，非常苦恼。这里我教给你几个简单的方法，不用吃药打针，不仅可以防治脱发，还可以生发。

正常情况下，每根头发的生长期是6年左右，此后就会自然脱落。3个月后，会有一根新的头发从同一毛囊中长出。如果毛囊受损或受阻，新发就不会长出。每个人在同一时期内，只有10%左右的头发处于脱落期。如果营养不良，大脑供血不足（人们常说的“血不养发”），也会影响头发的生长，甚至造成断发、脱发。随着年龄增长，毛囊会萎缩，头发生长缓慢，脱落的也快。

正常人脱发过多，有以下几种原因：①毛囊受阻或受损。②疾病（心血过热等）或外伤引起内分泌失调。③精神压力过大、吸烟过多、进食不当，引起内分泌失调，气血受阻。④由于大脑缺血、缺氧，使发根毛乳头得不到充分的营养，因而断发、脱发。⑤遗传性脱发等。防治脱发可参考以下几种方法：

**【方法1】**十指叩头，干梳头

**【做法】**

（1）把十指弯曲，用十指端叩击头部。叩击的方法是：先从耳朵上方开始，连叩6次，然后旋转叩击。由小圈到大圈，再由大圈到小圈。认定一个旋转方向，连叩3遍。每次旋转到头顶时，重揉百会穴6下。

（2）双手十指弓起，用指端的指甲背梳头。从前额发根开始，向后经过上星、前顶、百会、后顶穴，一直梳到脑户穴，连梳3遍。然后双手向斜侧面梳，经过率谷、天冲穴，一直梳到头窍阴穴为止。

（3）干梳头当双手到头顶时，双手中指点压百会穴10下。

**【功效】**

（1）十指叩头，可以疏通、修复微脑血管，防治气血瘀滞，加速血液循环。

（2）重揉百会穴，可以加速血液循环，改善大脑供血不足，疏通大脑血管和微脑血管，使皮下微血管气血通畅，保证头发根部的毛乳头能得到充分的养分，从而使头发生长活跃。

（3）干梳头可以加速头部血液循环，修复微脑血管。同时也可以修复受损、受阻毛囊，清除头发生长的障碍。

（4）双手中指点压百会穴，可以改变大脑供血不足的现象。

**【防治】**

（1）脱发。

（2）神经性头痛。

（3）大脑供血不足。

**【方法2】** 推揉风池、天柱等穴位

**【做法】**

（1）双手抱头，用拇指揉双侧风池穴30下。然后用其余8个指头（食指在前）向下推。从脑户开始，经过玉枕、风府、哑门穴，一直推到大椎穴为止。

（2）用左手的食指、中指和无名指并拢揉右边的天柱穴30下，再用右手的这几个指端并拢揉左边的天柱穴30下。

**【功效】** 揉风池、玉枕、天柱等穴位，可以改善大脑缺血、缺氧的现象，软化脑动脉，加速头部血液循环，使头部经络、气血通畅。进而从根本上解决气血不足、不能养发的问题，从而使头发粗壮，不断发，不脱发。

**【防治】**

（1）脱发、断发。

（2）脑动脉硬化。

**【方法3】** 轻轻抓挠头皮

**【做法】** 洗头时，涂上洗头液之后，把双手十指弓起，用十指指端轻轻抓挠头皮，反复抓挠。在脱发比较厉害的地方，多抓挠一会儿，以便清洗毛囊，促使新发生长。如果大脑缺血、缺氧的问题没有解决，抓挠头皮就会掉头发。

**【功效】**

（1）头发不长的原因可能是发根营养不足，微血管不通，从而使

毛囊形成瘀滞。也可能是因为平时焗油或染发时，清洗不干净，久而久之使毛囊受阻。洗头时轻轻抓挠头皮，可以清洗毛囊，疏通微脑血管，加速血液循环，进而可以使发根得到充分的养分，为新生头发清除障碍，加速新发长出。

（2）长期在洗头时轻轻抓挠头皮，可以修复受损毛囊，清洗受阻毛囊，使头发顺利长出。

**【防治】**脱发、断发。

**【方法4】**食疗

（1）多吃含蛋白的食品，如奶、鸡蛋、鱼类、瘦肉、肉皮等，可以使头发得到充分的养分，并能增强头发的韧性。

（2）多吃新鲜的蔬菜和水果，可以增加血液中的维生素含量，进而可以防止头部起鱼鳞状的物质，使毛囊畅通，有利于头发的生长。

**【防治】**脱发、断发。

# 附录

## 肌肉及动静脉解剖图

### （一）全身肌（附图1）

### （二）上下肢肌（附图2）

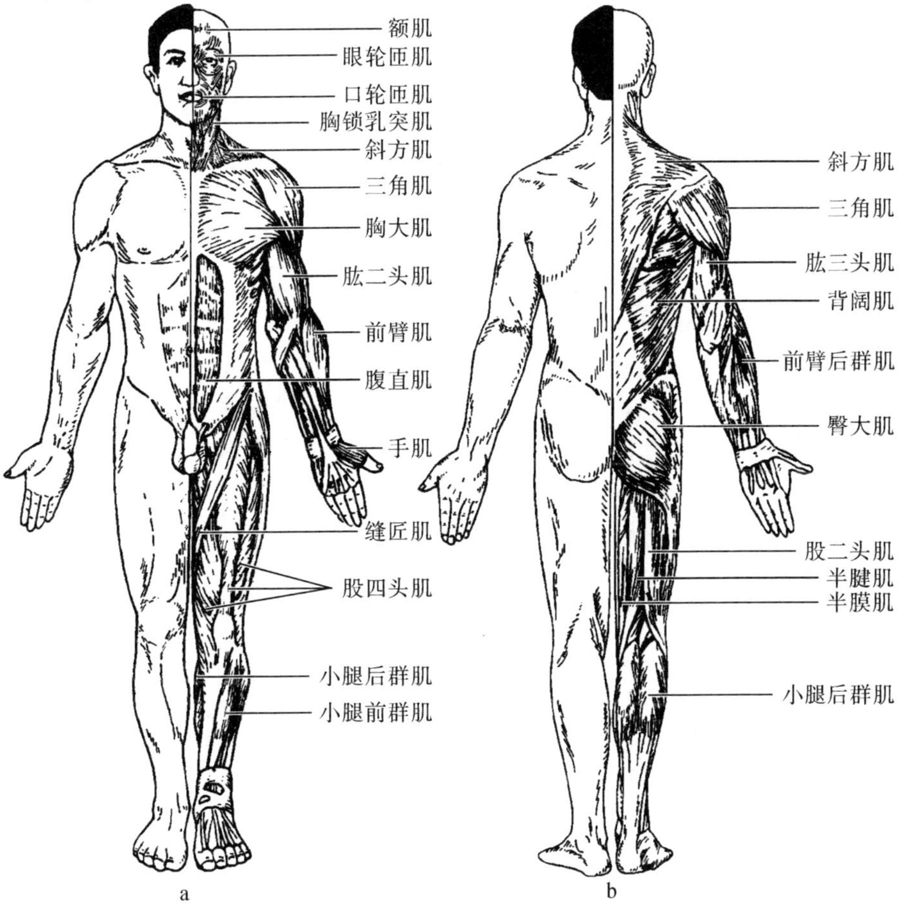


附图1　全身肌

a. 前面　b. 后面

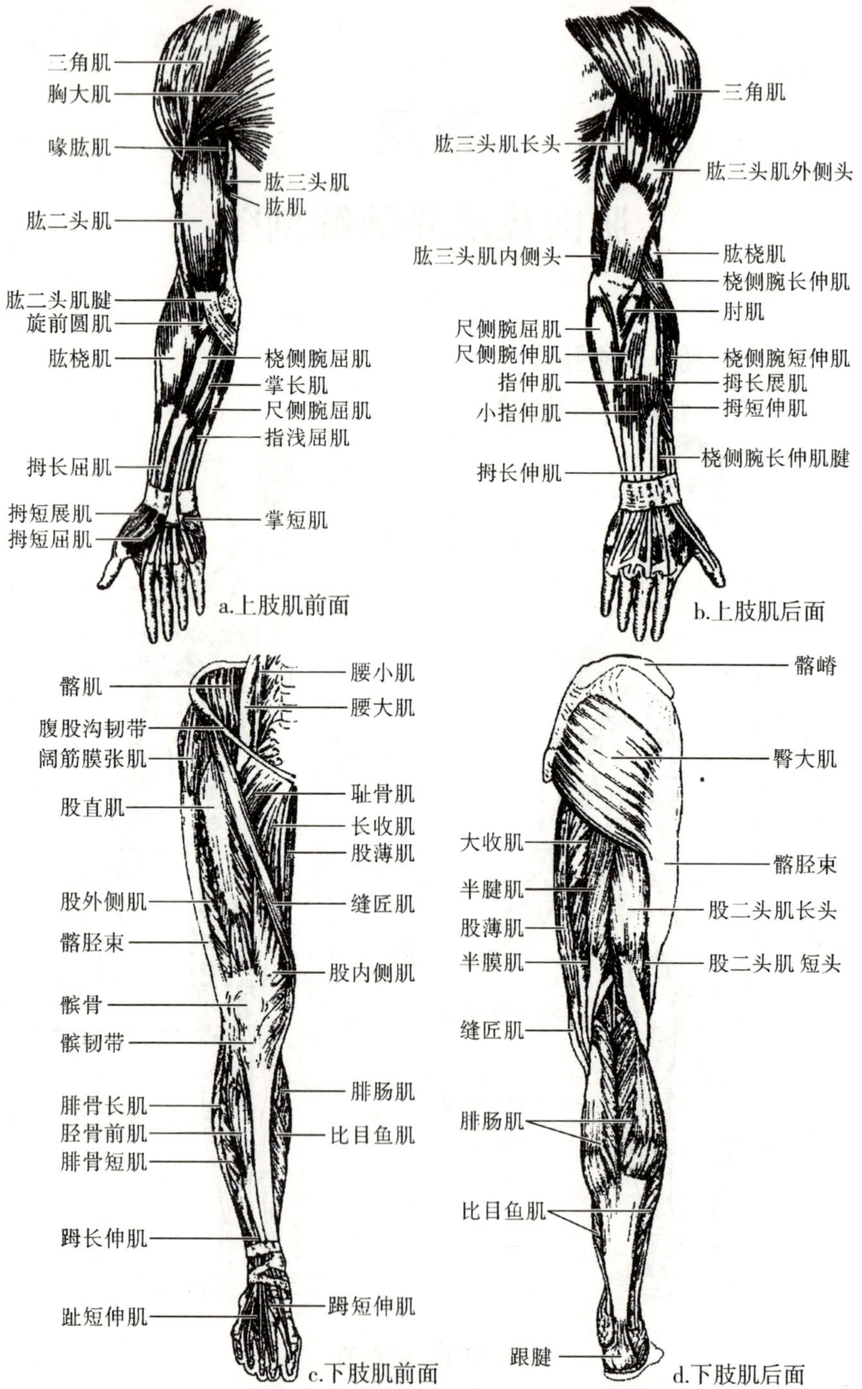
三角肌
胸大肌
喙肱肌
肱三头肌
肱肌
肱二头肌
肱二头肌腱
旋前圆肌
肱桡肌
桡侧腕屈肌
掌长肌
尺侧腕屈肌
指浅屈肌
拇长屈肌
拇短展肌
拇短屈肌
掌短肌
a.上肢肌前面
三角肌
肱三头肌长头
肱三头肌外侧头
肱三头肌内侧头
肱桡肌
桡侧腕长伸肌
肘肌
尺侧腕屈肌
尺侧腕伸肌
桡侧腕短伸肌
指伸肌
拇长展肌
小指伸肌
拇短伸肌
桡侧腕长伸肌腱
拇长伸肌
b.上肢肌后面
髂肌
腰小肌
腰大肌
腹股沟韧带
阔筋膜张肌
耻骨肌
股直肌
长收肌
股薄肌
股外侧肌
缝匠肌
髂胫束
股内侧肌
髌骨
髌韧带
腓肠肌
腓骨长肌
胫骨前肌
比目鱼肌
腓骨短肌
踇长伸肌
踇短伸肌
趾短伸肌
c.下肢肌前面
髂嵴
臀大肌
大收肌
髂胫束
半腱肌
股二头肌长头
股薄肌
半膜肌
股二头肌 短头
缝匠肌
腓肠肌
比目鱼肌
跟腱
d.下肢肌后面

附图2　上下肢肌（右侧）

## （三）颈外动脉及其分支（附图3）

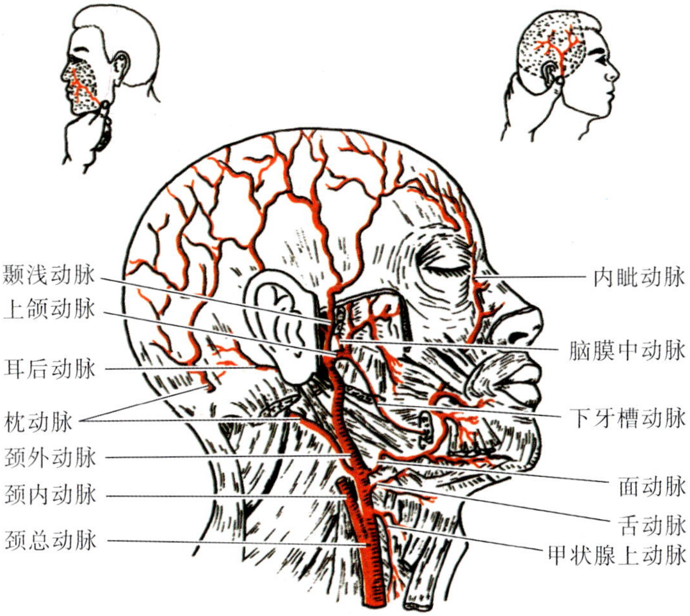


附图3　颈外动脉及其分支

## （四）头颈部的静脉（附图4）

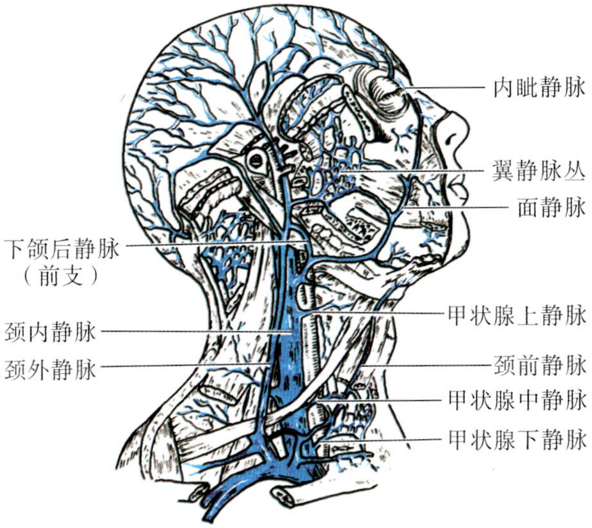


附图4　头颈部的静脉